新疆维吾尔自治区中医医院乐德行名医工作室组织编写

乐德行

中医临证验案选辑

主　审　乐德行

主　编　乐永红

副主编　王宏峰　雷云霞　马　燕

编　委　吐尔逊·娜依　乐永红

　　　　王晓忠　王宏峰　雷云霞

　　　　庄晓芳　杨　静　杨彩霞

人民卫生出版社
·北京·

图书在版编目（CIP）数据

乐德行中医临证验案选辑 / 乐永红主编 . —北京：人民卫生出版社，2021. 1

ISBN 978-7-117-31062-8

I. ①乐… II. ①乐… III. ①医案 - 汇编 - 中国 - 现代 IV. ①R249. 7

中国版本图书馆 CIP 数据核字（2020）第 261462 号

人卫智网	**www.ipmph.com**	医学教育、学术、考试、健康，购书智慧智能综合服务平台
人卫官网	**www.pmph.com**	人卫官方资讯发布平台

乐德行中医临证验案选辑
Yue Dexing Zhongyi Linzheng Yan'an Xuanji

主　　编：乐永红
出版发行：人民卫生出版社（中继线 010-59780011）
地　　址：北京市朝阳区潘家园南里 19 号
邮　　编：100021
E - mail：pmph @ pmph.com
购书热线：010-59787592　010-59787584　010-65264830
印　　刷：北京盛通印刷股份有限公司
经　　销：新华书店
开　　本：850×1168　1/32　印张：6.5　插页：2
字　　数：135 千字
版　　次：2021 年 1 月第 1 版
印　　次：2021 年 1 月第 1 次印刷
标准书号：ISBN 978-7-117-31062-8
定　　价：59.00 元

打击盗版举报电话：**010-59787491**　**E-mail：WQ @ pmph.com**
质量问题联系电话：**010-59787234**　**E-mail：zhiliang @ pmph.com**

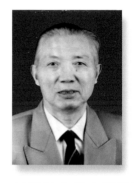

乐德行,男,汉族,1935年11月出生于江苏省常州市。教授,主任医师,享受国务院特殊津贴专家。1962年毕业于上海中医学院,同年分配至新疆昌吉卫生学校任教,次年在新疆维吾尔自治区中医医院进修,吸取了陈苏生、周海文、杜毓来等名医的经验。1976年任昌吉州人民医院中医科主任。1988年任昌吉州中医院副院长并主持工作。1990年调任新疆中医研究所所长。1993年积极参与了"抗衰宝"口服液对提高机体免疫力的研究,本课题获自治区科技进步三等奖。

乐老是新疆地区知名中医专家,特别在脾胃病、乳腺病等方面有其独特的见解和丰富的经验,1992年被新疆维吾尔自治区人民政府授予"优秀专业技术工作者"荣誉称号。1992年及2002年被确定为全国第一、三批名老中医药专家学术经验继承工作指导老师,2004年被中华中医药学会授予"学术传承特别贡献奖"。2014年国家中医药管理局批准成立"乐德行全国名老中医药专家传承工作室"并于2018年顺利通过验收。

乐老在繁忙的工作之余还注重中医学术研究,先后撰写学术论文二十多篇,其中有《试论〈伤寒论〉的辩证法思想》《谈谈〈脾胃论〉中处方的制方规律》《学习章次公治疗胃病经验》《董建华胃脘痛通降十法浅析》等,并出版专著《乐德行中医临床经验集》《中医讲稿十四讲》。

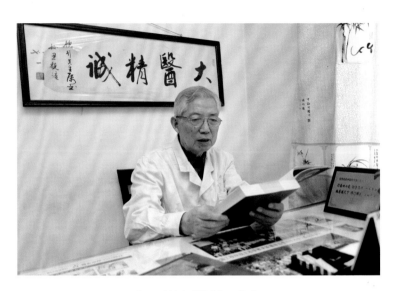

▶ 乐德行教授在工作室

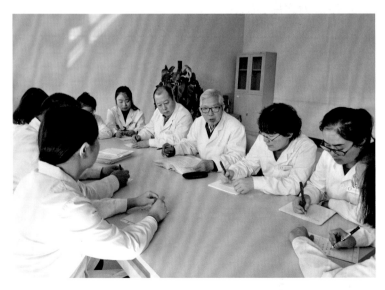

▶ 乐德行教授与工作室成员在一起

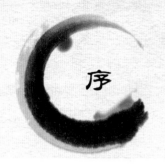

序

　　先师张老(张绚邦)在日,以同窗故,与乐老(乐德行)过从甚密,颇赞其为人之诚、为医之笃。仆则因张老而师事乐老。然以繁忙,未能亲侍诊侧,故虽敬仰其人,却未深知其医。2013年乐老徒生选编《乐德行中医临床经验集》,仆忝为之序,有幸拜读乐老医文医案,多有获益。顷者乐老复以《乐德行中医临证验案选辑》嘱序,览读一过,更觉乐老学识宽厚、医技精良。近日乐老伻来赠书,乃其大作《中医讲稿十四讲》,去岁出版者也。才一捧阅,竟不忍释手;细读之后,尤觉愿读耐读。盖其篇幅非巨而所涉广博,言辞质朴而内蕴宏深。忽忆先师张老之言:"为人之道宜直,为医之道宜曲。"人直医曲,殆即乐老之写照欤?

　　做人宜直,直则情真,乃可见表知里,诺言践行,取信义于同仁,报忠孝于国家;医道尚曲,曲则深邃,故能承古弘今,探微索隐,识病证于歧路,论治疗于逆从。何以言乐老当得曲直之誉?盖与乐老相识,或曾有往还者,无论同辈同事,抑或后学徒生,莫不敬其宽人严己、诚真敦厚,则其为人之直也,宁待仆言哉!至于其医,虽闻其名、就其学、求其治者多多，而果能知之详、析之真、论之切者尚少也。仆固钝拙，今得乐老三书，读而学之，感佩颇深，多有心悟，必欲畅言而后快。因冒疏漏，略述乐老之为医，以明其何以谓曲也。

窃思中医之道，不外二事：一曰读经以治学，一曰临证以用药。大抵两者并重，勿使偏废，方为良医所踪。乐老之为医，恰乃临证不辍读经，读经伴从临证者，故能学识深广，治验益众，声誉日隆。乐老攸好读经，以读经为常。早年求学上海中医学院，初读《内经》《难经》，并《伤寒》《金匮》，即爱莫能释；毕业工作后，更得通读，并择要精读；迄今已成名老中医，仍为研究而常读：真好读者也。非止好读，犹且善读。何谓？盖乐老读经，探究奥旨，务接临证，不拳拳于章句，宁取大意蕴含，故有学以致用之得，而无刻舟胶柱之失。其以三观而概括中医基础理论之学术论文中，所论病因三才、病机六淫、论治标本，处处可见《灵》《素》之印迹；而其医案医话内，所见病证辨识、治法订立、方药选取，无不彰显仲景之节度。然则乐老之读经，曲尽其义而复曲尽其用，故曰尚曲而臻善者也。

乐老尤好临证，以临证为乐。其乐何来？因服务病人，解彼疾苦，先病人之苦而苦，后病人之乐而乐也。是以临证愈久，其乐愈增，而敬业愈笃；业愈笃，则其尚曲之意愈深矣！纵观乐老之临证，概而言之，其尚曲也，在于“四间”焉。

其一，尚曲于古今之间。读经而得古法古方，要在为今所用也；故必取其精微而合于今用者用之，未合者左右变更令合而后用之，勿强用也。乐老临证，尊古而从今，药用经方而裁适今情，故曰尚曲。如乐老用仲景柴胡桂枝汤加味治一背心疼痛患者，其辨证用药着眼于三点：一以"背心疼痛"而比近"胸中苦满"，复以"口干口苦"，遂判为少阳病证；二由"吹风后明显"，料为太阳"表未解"；三凭病在背心，当太阳经所过，认作风邪滞其经输。故而选中柴胡桂枝汤太少两解，再加羌活、防风散风邪以疏经输，两诊而愈。可谓曲尽经方之用欤！此岂执拗泥古、一成不化者所可同日而语哉！

其二，尚曲于中西之间。中西医各有长短，当此西医普及之世，坚守中医阵地，保持中医特色固可；而惟中医是知，置西医疾病诊治若罔闻无睹则不可也。乐老坚挺中医，却又未斥西医，倡导诊病识疾须衷中而参西，辨证治疗则施以中医方药，故能游刃于中西医病证之间而有余裕，审慎于有证与无证之中而不茫然。是亦尚曲者也。如乐老治阑尾炎，将中医肠痈辨证三期（郁滞期、蕴热期、热毒期）与西医不同类型阑尾炎各分期相对应，从而实施分期辨证，相机论治。且于《金匮要略》肠痈"脓未成可下之，脓已成不可下"之论，另有见解。认为脓之成与未成只可作参考，决定下与不下，要在从病人虚实别之，体虚而热邪结聚，虽脓未成，亦未必用下；体盛而热毒未尽，纵使脓成，下之何妨？乐老之融汇中西、洋为我用，慧眼卓识也如此。

其三，尚曲于流派之间。中医自金元以降，形成诸多派别。然流派之创始者，必为大家巨擘，而其后继者鲜有成就显赫之人。何也？盖后继者不能承先辈之所长所优，反就其所短所偏而学；因长处优处隐曲难法，偏处短处显见易仿，往往避难就易也。前人尝谓："执一者拘，多歧者泛，师心者愎，随俗者庸。"足可为治医者戒。凡拘泥一派，或漫无主次，或师心自矜，或自甘平庸者，俱非恒常；而师法乎上，择善而从，摒弃门户，融汇百家，方为正道。乐老即从正道治学而成就名医者。若问乐老何派，仆实难作答。其临证上宗仲景，下学诸家，凡金元四家，并明清景岳、嘉言、叶桂、薛雪、鞠通、修园等，莫不取法其长，宜其源远流沛、根深干正，非旁流歧枝可比。乐老，江苏人也，而学医于沪上，然其治医，效法私淑之师盖广，远未囿于籍地也。既学江浙之章次公、程门雪、黄文东、金寿山、顾伯华、朱良春，复学北地之张锡纯、岳美中、刘渡舟、焦树德，犹学岭南之邓铁涛等名家，殆即取法众家，自成一体者也。故其临证处方，既有南医之轻灵缜密，复具北医之跌宕突兀。执直者拘，尚曲者达，当知乐老诊疾治病之运法周密，用药熨帖，疗效显著，良有以矣。

其四，尚曲于诊治之间。古无仪器设备之助，诊病全赖望闻问切。亦因如斯，历练四诊，乃中医必修；而由四诊之优劣，半可测知医家之高下。倘能长于四诊，则辨证有据；再兼论治精审，用药允当，则大医可成也。观乐老临证，必脉症合参，四诊齐全，绝无偏倚，故能了然于病因，体贴乎证情，可谓曲折都尽也。及其辨证，则因病识证，条分缕析，勿令遗漏，故能判别于疑似之间，辨识于常变之中，可谓曲尽周详也。至于治疗，则无论经方时方或自拟方，务期切合；其有补泻相抵、寒热相左，而不便混于一方者，则处以两方，交互服之。此又曲尽用药方略者也。如乐老治一臌胀（乙肝后肝硬化失代偿期）病人，四

诊以获取脉症,参以西医检查指标,辨识证候情势;然后
拟出治法,施以治疗。先从泻法入手,开具一方令服;收
效后,改以攻补兼施,开具两方,一补一攻,交替服用,疗
效遂显。

乐老为人之直、治医之曲,概以上述。再略表今著
《乐德行中医临证验案选辑》。是编专摘乐老临证医案,
凡四类;每类先以提要说明之,再按病症名称分别举述病
案,涉及病种四十有八;每病种一案或二三案不等,共计
八十余案。每案记述,详略不同,却均具辨证、治法、选
方、用药等项,要皆临床实录,不加雕琢。各病症案例之
后,皆有编者按语,以分析病证特征与方药用法。是编之
首,尚载有乐老所撰《认真学习医案,努力提高医疗水平》
一文。读乐老医案,宜先读此文。文中可见,乐老于古今
医案,均极重视。认为医案乃医家治学之"真实凭据",并
引述秦伯未、裘沛然、金寿山、张绚邦等名医之论,系统论
说医案之重要、学习医案之经验。详读此文,仆亦领会乐
老学医案之法,盖有四要:一要先易后难,循序渐进。今
易而古难,故须先学现代医案,次学近代,后学古代。二
要去粗取精,去伪存真。古今医案汗牛充栋,良莠不齐,
故当有所鉴别,有所取舍,择优而学。三要先专后博,务
期实用。泛泛而学,费时费力,不若以自身专业所属医案
为起始而学,切于实用,然后再学相关专业医案,以扩充
眼界。四要学而勿泥,领悟精髓。医案毕竟乃他人经验,
非己亲历,故不可拘泥其证其方,而须悟出玄机,提取要
旨,比照彼此变化,灵活用于临证。读乐老此文,再读编
内医案,颇觉亲切。其治学不拘门派、谦恭博取,宗法百

家、独出新意，而临证思路宽宏、辨析入微，方药妥帖、疗效卓著之情，在在可见。乐老术业境界如此，洵为大医精诚、励志所化，矻矻经年、心血所钟，决非浮学浅识、徒弄纤巧者所可望尘者也。

感想所及，信笔抒怀，权以为序。

周铭心

新疆中医药学会会长

2018年5月20日于乌鲁木齐

认真学习医案
努力提高医疗水平

乐德行

什么是医案？医案是医生治病的记录。已故名医秦伯未先生说："夫医案皆根据病理，而治疗之成绩，亦中医价值之真凭实据也。"先贤梁启超先生说："治学重在真凭实据。"所以说，医案是医家几十年来在临床中反复实践，辗转思考，不断提高，将毕生经验教训总结而成，它是中医治学的真凭实据。

既然医案是医生治病的真凭实据，是中医药学宝库的重要组成部分，我们就应该重视它、学习它。已故国医大师裘沛然先生说，临床医生要多读三种书，一是医案医话，二是药书，三是方书，这些才是治病的书。

上海中医名家金寿山教授认为学习中医医案有以下四方面意义，值得借鉴。

一、加强对中医学理法方药的理解

《丁甘仁医案》载：徐孩，发热六天，汗泄不畅，咳嗽气急，喉中痰声辘辘，咬牙嚼齿，时时抽搐，舌苔薄腻而黄，脉滑数不扬，指纹色紫，已达气关，前医迭进羚羊、石斛、钩藤等，病情加剧。良由无形之风温，与有形之痰热，互阻肺胃，肃降之令不行，阳明之热内炽，太阴之温不解，有似痉厥，实非痉厥，即马脾风之重症，徒治厥阴无益也。当此危急之秋，非大将不能去大敌。拟麻杏石甘汤加减。

麻黄、杏仁、甘草、石膏、象贝母、天竺黄、郁金、鲜竹叶、竹沥、活芦根。

二诊：昨投麻杏石甘汤加减，发热较轻，咬牙嚼齿抽搐均定，佳兆也。惟咳嗽气逆，喉中尚有痰声，脉滑数，指纹缩退，口干欲饮，小溲短赤。风温痰热交阻肺胃，一时未易清彻，仍击鼓再进。

麻黄、杏仁、甘草、石膏、象贝母、郁金、天竺黄、马兜铃、冬瓜子、淡竹叶、活芦根。

三诊：两进麻杏石甘汤以来，身热退，气急平，嚼齿抽搐亦平，惟咳嗽痰多，口干欲饮，小溲短赤，大便微溏色黄，风温已得外解，痰热亦有下行之势，脉仍滑数，余焰留恋，然质小体稚，毋使过之，今宜制小其剂。

净蝉蜕、川象贝、金银花、桑叶、通草、杏仁、炙远志、连翘、花粉、兜铃、冬瓜子、芦根、荸荠汁。

这一个医案初诊记录，既简明，又周密，并且叙述治疗经过，最后得出结论是，无形之风温与有形之痰热互阻肺胃，其中舌苔薄腻而黄，脉滑数而不扬，指纹色紫，已达气关，是辨证重点，结论即从此而来。由于痰热阻塞窍络而咬牙嚼齿，时时抽搐。其邪犹在气分，非内陷营分，并发生痉厥，故说"徒治厥阴无益"。风温之邪在气分并不一定用麻杏石甘汤，因为是气分重症，不用它就不得力，所以说"非大将不能去大敌"。这就是辨证论治中的论治。全案理法方药一气呵成。

理——风温痰热互阻肺胃；

法——外解风温，内清痰热；

方——麻杏石甘汤加味；

药——宣肺药＋清热药＋化痰药。

三诊按语说：制小其剂。小在哪里？小在麻黄不用而用蝉蜕、桑叶，小在石膏不用而用金银花、连翘，其中远志药是为治咳逆不是用安神。

这种医案读后会加深对中医学理法方药的理解，而且在临床时可以仿用。

二、启发辨证论治的思想，提高辨证论治的水平

王旭高《环溪草堂医案》载："但寒不热，便溏脉细，肢体面目俱浮，悉属阳虚见象；惟舌红无苔，此属阴伤之候，但口不干渴，乃君火之色外露，治当引火归原。附桂八味丸加鹿角霜、党参、白术。"

辨证论治，实际上并不像教科书上说得那么容易，典型之证易辨，非典型之证难辨；单纯之证易辨，复杂之证难辨；脉证相符之证易辨，脉证不符之证难辨。对难辨之证必须下一番功夫，由此及彼，由表及里，去其伪，存其真；或者抓住主要的证候，而对次要的证候暂时放一下，治疗方可应手。上面一案，脉证与舌就不相符。王旭高辨证，抓住但寒不热、便溏、脉细等主象，断为阳虚。按语中"悉""惟""但"三字，都应着眼，不可轻易放过，最后决定用引火归原法治疗。

三、学习各个医家的独特经验

王孟英医案载："张与之母久患痰嗽碍卧，素不投补药。王孟英持其脉曰：'非补不可。'予大剂熟地等，一饮而睡。"王孟英说，脉细痰咸，阴虚水泛，非此不为功。前医

服之增病者，想必杂以参术之药助气，致使痰嗽不得卧也。

从这一个案例可以学到王孟英在痰嗽等病用熟地的独特经验，用它有一个标准，是"脉细痰咸"。但要进一步学习、研究各个医家的经验，必须对他们全部医案进行分析才能学到。例如叶天士喜用黄芪建中汤治疗虚劳的经验，李东垣用补中益气汤治疗中气下陷经验，等等。这些绝非三天两天即可完成，而是要经过至少两年三年才会学到手。

四、发掘某些疾病的治疗方药

《古今医案按》载，李时珍二十岁时，因感冒，咳嗽不止，遂病骨蒸潮热，肤如火燎，每日吐痰碗许，暑月烦渴，寝食不安，六脉微洪，遍服柴胡、麦冬、荆沥诸药，月余益剧，其父偶思李东垣患肺热如火燎，用一味黄芩汤，以泻肺经气分之火。乃按方用黄芩一两，水煎顿服，次日身热尽退，而痰嗽皆愈。而现代，上海龙华医院用黄芩、百部、丹参制成芩部丹片治疗肺结核有痰热症状者颇有效益，即是受此启发。

各个医家有各自的独特经验，他们对某些药物的功用发挥得好，应用得多，因而有各种外号，如祝味菊外号祝附子，张锡纯外号张石膏，张景岳外号张熟地，还有某龙胆、某大黄、某石斛等，这些独特经验也值得我们学习。

如何学习中医医案？

中医医案历经数千年，已出版的医案书目众多。从古到今，至少有数百种。如果我们一本一本地读，一案一案地学，恐怕一辈子也学不完。我们应该由浅入深，由此及彼，逐步学。我认为近代的医案比古代的好学好懂，现代医案又比近代的更好学好懂。建议大家可以先学习一些现代的名家医案，如北京的《蒲辅周医案》《施今墨临床经验集》，上海的《程门雪医案》《黄文东医案》等；然后再学习近代的名医医案，如张锡纯的《医学衷中参西录》《丁甘仁医案》《柳选四家医案》等。学习潜力大的同道可以学习叶天士的《临证指南医案》《张聿青医案》。应该说明一点，各家医案书写方式不尽相同，有的比较简单，有的比较详细；有的理法方药详细全面，有的仅有症状和用药；有的议论纷纷，有的言简意赅。我们学习时应该鉴别分析，取其精华，去其糟粕。

我们可以带着问题学，先学习临床急需的病种，再扩大范围学习其他病种。本人对《章次公医案》，先学习章先生在胃病治疗方面的经验，写了《学习章次公治疗胃病经验》一文与同道交流，然后再学习章先生其他经验。其他同志有的搞心血管疾病，有的搞呼吸系统疾病，有的搞风湿病，等等，可以各据所需，有选择性地先学习有关疾病的医案，然后再学习其他方面的经验。

学习医案要不断消化并指导自己的临床实践。

上海中医药大学王庆其教授说：我总结读书的体会四个字：读、化、用、悟。也就是读书之后，通过思考进一步消化，进而在自己的临床实践中加以运用，通过躬身实践，体味其中的曲折隐奥，然后有所感悟，才能把书本知识变成自己的学识。

已故著名中医学家张绚邦教授一生对中医事业情有独钟，对新疆中医学事业的发展作出了卓越的贡献。他生前对中医经典著作及中医医案钻研颇深，尤其是对叶天士的《临证指南医案》爱不释手。20 世纪 80 年代，他曾撰写《中医处方的风格和美学问题》一文，对中医处方的全貌作了扼要的分析。文章最后提倡"运用美学规律，创造新的风格，促进中医学术流派的革新和发展"。他认为："既有传统的色彩，又有时代的特征；既有民族的形式，又有崭新的内容，才是当今世界中国医学应有的面貌。"

　　我们应该学习古人，超越古人。学习经典著作及医案医话，做好临床工作，既要继承，又要创新，为我国中医药学的发展和提高添砖加瓦。

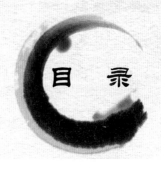

目 录

学术思想述要

　　本篇扼要介绍乐老学术思想中的三个重要观点，即整体观、辨证观、以脾胃为中心。其中对脾胃的生理功能、脾和胃生理上的三对矛盾、脾胃病的病因及病理产物以及补脾的几点看法，均能切中要害，予人启迪。这三个观点可以看作乐老学术思想之中心。论文《试论〈伤寒论〉的辩证法思想》以及《谈谈〈脾胃论〉中处方的制方规律》均在新疆维吾尔自治区科学技术协会及有关单位获奖。从这些论文中可以看出，乐老学习经典著作，善于总结和积累前人经验并不断创新和运用。学习经典和名老中医的学术思想与宝贵经验是乐老一生的任务，也是形成乐老学术思想的基础，值得参考。

一、关于中医基本理论中的三个观点

多年来，乐老对中医基本理论中的三个基本观点，即整体观、辨证论治观以及以脾胃为中心的思想，进行了反复学习和应用，并有所体会。

下面是对这三个观点的探讨。

（一）中医学的整体观

中医学是具有整体观的。也就是说，无论人的生理、病理，还是辨证、治疗各个方面，都是从全局出发，从整体观念出发来考虑问题的。

1. 人与自然界的整体观

中医将天、地、人看作一个整体。人是生活在天地之间的一部分。《素问·阴阳应象大论》说，"其在天为玄，在人为道，在地为化。"这是说，天、地、人是互相联系的整体。天含有幽远、微妙无穷的道理，地是变化万端的，而人是掌握自然变化规律的。《素问·宝命全形论》说，"天覆地载，万物悉备，莫贵于人，人以天地之气生，四时之法成。"又说，"夫人生于地，悬命于天，天地合气，命之曰人，人能应四时者，天地为之父母。"这就是说人与天地是一个整体，其中人是最主要的，故曰"莫贵于人"此是一。其二，人是生活在天地之间的，必然受天地间各种条件的影响，适应四时气候的变化，故曰人生于地，悬命于天。《灵枢·岁露论》曰："人与天地相参也，与日月相应也。"其集

2

中体现了天人相应思想。这一思想，将人体的生命现象、心身活动置于自然之中，人一时一刻也不能脱离自然。人类要认识疾病、治疗疾病以及认识世界、改变世界，都不能离开自然规律，否则将一事无成。

2. 人体生理的整体观

人的脏腑之间，脏腑与其他组织之间，都是一个整体。而它们之间都是互相联系，不可分割的。《素问·灵兰秘典论》曰："心者，君主之官也，神明出焉。肺者，相傅之官，治节出焉。肝者，将军之官，谋虑出焉。胆者，中正之官，决断出焉。膻中者，臣使之官，喜乐出焉。脾胃者，仓廪之官，五味出焉。大肠者，传道之官，变化出焉。小肠者，受盛之官，化物出焉。肾者，作强之官，伎巧出焉。三焦者，决渎之官，水道出焉。膀胱者，州都之官，津液藏焉，气化则能出矣。凡此十二官者，不得相失也。"

这里说明人体五脏六腑是一个统一的整体，它们相互配合，互相制约，共同完全人体的各种生理功能，同时脏腑又与全身、四肢、百骸、皮肤、肌肉等互相关联，使人体成为一个整体，这就是人体生理上的整体观。

3. 病理变化的整体观

中医认为人体与外界环境的对立统一关系，是维持机体正常生理活动的基本因素。如果人体内部与外部环境的对立统一关系遭到破坏，就要产生疾病。那么疾病是怎样发生的呢？中医将人体的抗病能力，称为正气；引起疾病的各种因素称为"邪气"。如果人的正气旺盛，外邪就不易侵入，这叫作"正气存内，邪不可干"。如果正气不足，正气虚弱，邪气易侵，就要产生疾病。关于邪气的分类，古代有三因论，外因是六淫，即风、寒、暑、湿、燥、火；内因是七情，即喜、怒、忧、思、悲、恐、惊；不内外因包括饮食饥饱、叫呼伤气、金疮、蹉折、虫兽咬伤等。金元时期名家李东垣在《脾胃论》中说脾胃内伤原因有三：①饮食不节；②劳损过度；③情志内伤。这些病因，在一定条件下，即在人体正气不足的状况下才能发病，这就是所谓"正气存内，邪不可干"。人只要注意养身保健，并遵守自然规律，做到生活有规律，不妄作劳，保持健康的精神情志，就会正气充沛，很少得病，即使得病，也容易康复。

4. 临床辨证的整体观

临床辨证的过程，就是对疾病的认识由浅入深、由表及里、从感性到理性、从现象到本质的过程。在临床中我们要注意症状与证候的不同，症状只是整个疾病的个别表现，只是整个疾病中的一个局部，它不能完全反映疾病病变的全体和本质。只有依据各个症状，经过综合分析、推理、判断，得出属于某种证候的结论时，才能说明整个病变的本质，才能抓住疾病的整体。

在辨证的过程中，更要充分认识到疾病和病人是一个不可分割的整体。疾病是发生在病人身上的，病人的体质、精神状态，与疾病有密切联系，我们要认识到，只有病人的体质不虚，精神面貌健康，疾病才容易治愈，否则就不易治愈。所以我们不能光看到疾病的现象，而忽视了病人的主导作用。

5. 立法施治的整体观

疾病是人体的某一部分的矛盾对立统一受到了破坏，因而对疾病的立法施治就在于解决矛盾。解决矛盾的方法有：

（1）**治未病**：治未病思想是指人未生病时要注意养生保健，以预防疾病发生。另一方面是指已经发生了疾病，要采取措施，防止它扩大、蔓延。《金匮要略》讲："夫治未病者，见肝之病，知肝传脾，当先实脾。"《素问·四气调神大论》讲："夫病已成而后药之，乱已成而后治之，譬犹渴而穿井，斗而铸锥，不亦晚乎！"对疾病的认识，没有整体观便没有预见性，在治疗时必然要犯片面性的错误。

（2）**治病必求于本**：治病求本，就是寻找出疾病的根本原因，并对根本原因进行治疗，这是辨证论治的一个基本原则。《素问·阴阳应象大论》讲"治病必求于本"。疾病的"本"和"标"是一个相对概念，有多种含义。它可以说明疾病过程中各种矛盾的主次关系，如以邪正双方来说，正气是本，邪气是标；从病因和症状来说，病因是本，症状是标；从疾病先后来说，旧病是本，新病是标。我们只有正确地认识"本"与"标"之间的关系，才能更好地治疗疾病。

以治感冒而言，一般情况下辨证是风寒、风热或风湿，分别给予疏散风寒、祛风清热或祛风胜湿就能治愈。但如是年老体弱之人，就不能单纯地祛邪，而必须在扶正的同时祛邪才能收效。我对于体弱气虚病人，感冒时往往用参苏饮治疗，效果比较理想；对于阴虚外感者，祛邪的同时加入养阴药（玄参、石斛等）才能见效，这说明治病必须考虑病人的体质而用药。

对于癌症病人，有医者一见癌症就用抗癌中药，大量苦寒解毒，往往见效甚微。而有的医生却是辨证施治，在正气不足的情况下，或用益气药，或用滋阴药，或益气养阴同用，甚至益气养阴、活血化瘀及抗癌药同用，竟能收到理想的疗效。这说明在整体观念下，巧妙地应用辨证施治方法，是中医治疗的一大诀窍。

（二）辨证论治观点

1. 什么是辨证论治

辨证论治是中医对疾病的一种特殊的研究和处理方法。辨证就是通过分析病人外表的征象，探察疾病的内在本质。这里的证是指证候，而不是个别症状。个别症状称"症"，许多症状结合在一起称为证候，又称症候群，它是病因和病变机理的概括。如表寒证、表热证、里虚证、里实证等。根据辨证，了解了病因和病机，掌握了疾病的关键所在，进行针对性治疗，叫作辨证论治。大家知道《伤寒论》是一部论述外感热病辨证论治的专著，但《伤寒论》中并没有辨证论治的名词，仅在该书第十六条中提出"观其脉证，知犯何逆，随证治之"的见解。但《伤寒论》全书充分体现了辨证论治的精神。

宋人陈言在《三因极一病证方论》中用"因病以辨证，随证以施治"来概括。明代徐春甫在《古今医统大全》中称"因病施治"，清代周之干在《慎斋遗书》中称"辨证施法"，明人张介宾在《景岳全书》中称"诊病施治"，清代徐灵胎在《医学源流论》中称"随症施治"，后来清代章虚谷在《医门棒喝》用了"辨证论治"一词，直至今天，"辨证论治"已成诊治疾病的专门名词。

2. 辨证论治的纲领

（1）伤寒论以六经辨证为纲：《伤寒论》是汉代张仲景

所著,是辨治外感热病的专著。也就是说,是辨治因伤于寒邪所引起的外感疾病的医书。全书以六经为纲,对外感疾病的部位、性质、转变及发生发展规律,进行了全面的论述。具体讲太阳病是寒邪初客于表,表现为恶寒、发热、头项强痛、脉浮,治疗用麻黄汤或桂枝汤解表;少阳病是邪在半表半里,表现为往来寒热、胸胁苦满、心烦喜呕、默默不欲饮食及口苦、咽干、目眩等证候,治疗用小柴胡汤和解表里;阳明病是邪气化热入里,表现为但热不寒、口渴、汗出,甚至腹满疼痛拒按、大便燥结不下等胃肠燥热实证,治疗用承气汤攻下之。

以上三种疾病,表示外邪侵犯人体,邪气虽盛,但正气不衰,与邪气斗争有力,表现为热证、实证为主。

若病入三阴经,由于机体功能衰减,抗邪无力,寒邪入里而病于脏,表现为阳虚阴盛的虚寒证。其中太阴病属于脾阳虚,寒湿内困,症见吐利、腹满疼痛、喜温喜按,治疗用理中汤;少阴病是心肾阳虚,阴寒内盛,症见手足厥冷、下利清谷、精神萎靡、昏沉嗜睡、脉微细等,治疗用真武汤、麻黄附子细辛汤等;厥阴病是六经病的最后阶段,其病症以阴寒极盛、阳衰转复的寒热错杂症为主,表现为消渴、气上撞心、心中疼热、饥而不饮食、食则呕吐或吐蛔虫、下利等症,治疗用乌梅丸。

(2)温病辨证以三焦及卫气营血为纲:卫、气、营、血辨证是清代叶天士在《外感温热篇》中首先提出的。他说,"大凡看法,卫之后方言气,营之后方言血。在卫汗之可也,到气方可清气,入营犹可透热转气。入血就恐耗气动血,直须凉血散血。"这就是说,温热邪气侵袭人体,首先导致人体卫外功能障碍,发生卫分证候,继而导致脏腑功能活动障碍,出现气分证候,若再继续深入发展,则损伤营阴,甚至耗血动血,出现营分证候或血分证候。

卫分证候,可见发热,微恶风寒,口微渴,咳嗽,舌尖边红、苔薄白,脉浮数等,治疗用辛凉解表,桑菊饮或银翘散。

气分证候,可见身热不恶寒、反恶热,汗出,口渴欲饮,苔黄,脉数有力等,治疗用麻杏石甘汤清宣肺热。

营分证候,主要表现为热伤营阴和热陷心包两大类。前者症状有发热夜甚,烦渴或口反不甚渴,心烦躁扰,甚或时有谵语狂躁,或见斑点隐隐,舌尖红绛无苔,脉细微,治疗用清营汤清营透热,养阴生津;后者热入心包,症见发热灼手,痰壅气粗,四肢厥逆,神昏谵语,或见手足抽搐,舌謇短缩,舌红绛,苔黄燥,脉细滑数,治疗用清营汤送服安宫牛黄丸或至宝丹等。

三焦辨证是清代吴鞠通在《温病条辨》中正式提出的。他根据叶天士"温邪上受首先犯肺"观点,提出:凡病温者,始于上焦,在手太阴;上焦病不解,则传入中焦胃与脾;中焦病不解,则传入下焦肾与肝。

吴鞠通以三焦为纲,病名为目,论述了风温、湿温、温疫等九种温病的证治,对卫、气、营、血辨证作了补充,对后世温病学说有很大指导作用。

(3)内伤病以气血辨证与脏腑辨证为纲

1)气血辨证:气血流行全身,是一切组织、器官、脏腑进行正常生理活动的物质基础。如果"血气不和","百病乃变化而生"。同时,气血能否发挥作用,又与脏腑的正常功能有关。因此，脏腑发生病变，不但能引起本脏腑气血的失调，而且会影响到全身的气血。气血辨证，也属于各种辨证论治的基础。不论是外感热病或内伤杂病，均可按气分与血分两大类来进行辨证施治。不过，就内伤杂病而言，气血辨证往往与脏腑辨证结合起来运用，这样才比较全面具体，这里不单独叙述。

2）**脏腑辨证**：脏腑辨证是中医辨证论治的一个重要方面。它是运用脏象学说的理论，对四诊所收集的一系列症候进行分析和归纳，辨明症候所属的脏腑及其阴阳气血变化的情况，而后选择确当的治疗方法，达到解除疾病、恢复健康的目的。脏腑辨证，首先应结合脏腑的生理和病理特点，分辨病症所属的脏腑。例如：心有主血脉和藏神的功能，故把心悸、脉结代、神志昏乱等症候，归属于心的病理表现；肺主气，肺气有宣散、肃降的功能，外合皮毛，故把咳嗽气喘、卫外不固等症候，归属于肺的病理表现；脾主运化，胃主受纳，故把呕吐、纳呆、腹胀、泄泻等症候，归属于脾胃的病理表现；肝主疏泄和藏血，肝风易动，故把胁痛、眩晕、抽搐等症候，归属于肝的病理表现；肾主水，藏精和主骨，生髓通于脑，故把水肿、尿闭、遗尿、遗精、腰膝酸软、行动迟缓等症候，归属于肾的病理表现。

3. 关于辨病与辨证相结合

辨病与辨证相结合是近代提出的一种方法。其含义有二：一是中医的辨证与辨病相结合；二是辨西医的病与中医的辨证相结合，二者均有道理。前者如痢疾的辨证，中医不管是细菌性痢疾或阿米巴痢疾，均以寒热虚实辨证。其中：暴痢发病急，病程短，腹痛腹胀，痛而拒按，痛时窘迫欲便，便后里急后重缓解者为实；久痢发病慢，时轻时重，病程长，腹痛绵绵，痛而喜按，便后里急后重不减，坠胀明显者，常为虚中夹实。大便排出脓血，色鲜红，甚至紫黑、浓厚黏稠腥臭，腹痛，里急后重感明显，口渴喜饮，口臭，小便黄赤，舌红苔黄腻，脉滑数者为热；大便排出赤白清稀，白多赤少，清淡无臭，腹痛喜按，里急后重感不明显，面白肢冷形寒，舌淡苔白，脉沉细者为寒。

现在全国中医院校教材基本上是按照这种中医辨证与辨病相结合的精神编写的，但也有不够完全的一面。目前的中医院校学生都是既学中医又学西医，毕业以后面临的形势也是要求既要懂中医又要懂西医，用中西医相结合的方法处理疾病，即使在各地中医医院工作，也是要求中西医均通的医生，这样才能满足病人的要求。在这种情况下，出现了以西医的辨病和中医的辨证相结合来处理病人的方法。例如：消化系统常见的胃脘痛，按西医要求，首先要通过检查（钡餐透视或胃镜检查）确定是不是浅表性胃炎、萎缩性胃炎、胃溃疡、十二指肠溃疡、胃神经官能症，甚至胃癌等。另外，通过化验看胃内幽门螺杆菌是否高于正常，通过这些检查，确诊是什么病，然后再用中医辨证论治方法进行对症治疗，这样才能有的放矢，药到病除。其他很多病也是如此，如咳嗽病人，首先弄清楚是不是支气管炎、肺炎、肺结核、肺脓肿，甚至肺癌，或者硅肺等，然后再进行中医的辨证论治或中西医结合治疗。所以将西医的病与中医的辨证论治相结合，这也是中西医结合的一种方法、一种趋势，我们不能阻挡。在中西医结合的观点上,我们决不能认为这就否定了中医的特色。中医的特色和优势我们需要发扬,但中医也有弱势,也有不足。我们应该看到西医也有许多长处,如对疾病的认识比较客观,疾病诊断比较明确而具体,这对我们认识疾病很有好处。我们应该坚定不移地走中西医相结合的道路,更好地为病人解除病痛。

(三)以脾胃为中心思想

1. 关于脾的生理功能

脾主运化,脾主益气生血,脾统血,脾主大腹司二便,脾主肌肉、四肢,脾藏意主思,脾开窍于口,其华在唇,脾主舌,在液为涎。

2. 胃的生理功能

胃的生理功能主要有二:一是主受纳,腐熟水谷;二是主通降,以降为和。

3. 脾和胃在生理病理上的三对矛盾

脾属五脏,胃属六腑,脾为阴土,胃为阳土。二者既矛盾而又统一。在下面三个方面,如果矛盾统一了,则产生正常的生理功能;如果矛盾不统一,不能相反相成,则是病理状态而产生疾病。

(1)纳和化:胃主纳,脾主化,这是脾胃的特征之一。纳就是摄取食物。《灵枢·五味》说"胃者,五脏六腑之海也,水谷皆入于胃……"水谷即食物。化就是运化,消化食物,纳和化是一对矛盾,矛盾统一才能完成脾胃的运化功能。《景岳全书》云:"胃司受纳,脾司运化,一运一纳,化生精气。"这里主要讲的是脾和胃的功能统一。影响

"纳"和"化"功能统一的原因很多,归纳一下,主要是外感与内伤两方面。外感指六淫之邪,内伤指情志、饮食、劳倦等因素。在外感或内伤等病因刺激下,脾胃的"纳"和"化"均可受到影响,而出现纳减、纳呆或纳后作胀、脘痛、泄泻及便秘等病症。

(2)**升和降**:脏腑之中,脾是主升,胃是主降。升就是升精气,降是降浊阴。脾脏吸收饮食中的精微之气,然后"脾气散精,上归于肺",使糟粕(浊阴)变成大小便而排出体外。清代医家喻嘉言在《寓意草》中说:"中脘之气旺,则水谷之清气,上升于肺而灌输百脉;水谷之浊气,下达于大小肠从便溺而消。"五脏之间,具有升降作用,心肺属阳而必须下降,肝肾属阴而必须上升,这种升降的枢纽则在脾胃,故称脾胃为人体气机升降之枢纽。升降反常的病理现象,在胃的方面有不降和不降反升两类,如噎膈、脘痛、呕吐、呃逆等;在脾的方面有不升和不升反降两类,如腹胀、水臌、腹泻、脱肛等。

(3)**燥和湿**

1)**脾胃生理方面的燥和湿**:脾为湿土,胃为燥土,湿和燥是性质相反的。但在生理情况下,它们又是相成的。也就是说,脾胃的生理功能正常进行,乃是燥和湿矛盾统一的结果。清代医家尤在泾在《医学读书记》中说:"土具冲和之德,而为生物之本。冲和者,不燥不湿,不冷不热,乃能化生万物,是以湿土宜燥,燥土宜润,使归于平。"本者,无太过不及之谓。说明脾胃的燥和湿必须矛盾统一才能发生作用。燥和湿如果有了偏胜就会发生疾病。

2)**脾胃病理方面的燥和湿**:因于同气相求的缘故,属于湿土的脾常患湿病,属于燥土的胃常患燥病。湿为阴邪,湿邪致病,多兼夹他邪。清代医家魏荔彤说:"外感之湿,非附于风寒不能中于表;内蕴之湿,非附于寒热不能肆于里。"湿邪夹于寒则为寒湿,兼于风则为风湿,兼有热则为湿热,不但如此,并加火邪,则成湿火证。湿邪为病,种类繁多,这里不做细述。

关于胃燥的问题。燥为阳热之邪,有内外之因。外因多由风热火燥之邪侵入胃腑引起,内因多由胃阴不足、脾虚血少引起。外因的燥病多发生口渴咽燥等症,内因的燥病多致噎膈、消渴等症。燥热之邪多伤胃阴,清代叶天士的益胃汤便是治疗燥症的代表方之一。

4. 脾胃病的病因和病理产物

(1)脾胃病的病因:①六淫之邪,②七情因素,即精神因素,③饮食不节,④劳逸不均,⑤虫积等。

(2)脾胃的病理产物:①食积,②痰饮,③水气,④瘀血。

5. 脾胃与其他四脏的关系

脾胃和其他脏腑的关系,按五行学说讲,主要有相生和相克两个方面。临床上常用的补土生金、扶土抑木、补火生土诸法都是五行学说的具体应用。

清代医家沈金鳌在《杂病源流犀烛》中说:"脾也者……其势居中央孤脏,以灌四旁,注四末,故为六经内主。其所以为脾如此,古人谓为后天之本,信然也。盖脾统四脏,脾有病,必波及之,四脏有病,亦必待养于脾,故脾气充,四脏皆赖煦育,脾气绝,四脏不能自生。昔人云,后天之本绝,较甚先天之根绝,非无故也。凡治四脏者,安可不养脾哉?"沈氏在这里强调了三点:一是脾为人体气血津液的主要来源,故为后天之本;二是脾统四脏,脾对其他脏腑以及四肢百骸均有营养作用;三是脾脏有病可影响四脏,四脏有病,可以通过健脾养胃,使全身气血旺盛,从而得到尽早恢复。例如:肝有病,知肝传脾,当先实脾;肺气不足出现咳嗽气短等症,可以通过培土生金法治疗;肾病水肿,可以通过健脾益气、利水消肿法治疗;等等。这些均可说是后天之本的治疗,即用健脾益气法可以治疗很多疾病,值得我们深入研究。

6. 关于补脾的几点看法

(1)健脾必先开胃:"胃主纳""脾主化",饮食进入人体,第一关是胃纳,没有胃纳,脾主化则是一句空话。胃纳不开,一般情况下有两种原因。一是因寒证或湿热、秽浊之邪阻塞胃气因而胃气不开,症见舌白而腻,或舌白而滑润,口淡不渴,或渴而不欲饮,口淡无味,不思饮食,治疗可用芳香开胃法,主方有平胃散,或者芳香化浊法加砂仁、鸡内金、谷麦芽等。另一种原因是胃阴不足,不思饮食,同时有胃中嘈杂、口干欲饮、大便干结、舌尖红无苔等,治疗用养胃阴为主,主方是叶氏益胃汤、沙参麦冬汤等。

(2)补脾胃,分阴阳:胃属阳,而脾属阴。但脾和胃之中还各有阴阳,我们必须分清阴阳,区别对待。

就胃而言,要分清胃阴和胃阳的不同。朝食暮吐,此属阳虚胃寒,可用香砂六君子汤加良附丸治疗。胃阴不足者,见口干,食难下咽,或饥而不欲食,胸中嘈杂,或胃中灼热而痛,或大便燥结不解。治疗当用滋养胃阴法,益胃汤加味治之。

关于脾阳和脾阴的问题。脾阳不足者,不仅食入不化,而且有消瘦、大便溏稀、疲乏无力等症,治疗当温补脾阳,用附子理中汤加味。

脾阴不足者,可见肌肉消瘦、皮肤干燥、大便秘结或消渴等,治疗用滋脾阴而通便法,脾约麻仁丸加减治之。

(3)补脾胃必用甘味:如何调补脾胃,使得燥湿相宜,更好地发挥药物的作用,首先要注意一点,用药必须以甘味为主。《内经》一再提出:"五味入胃,甘先入脾",又有"脾欲甘",说明甘是补脾药的主味。甘有甘温和甘凉的区别。阳不足者,治宜甘温;阴不足者,治宜甘凉。相对地说,脾为阴土,喜燥而恶润,故治脾病,多宜甘温以助其升;胃为阳土,喜润而恶燥,故治胃病,多宜甘凉以助其降。

脾喜甘温:金元名家李东垣的《脾胃论》对补脾阳方药论述最详,如补中益气汤、调中益气汤、升阳益胃汤,都是以甘温药为主,用党参、黄芪、甘草、白术等味以补脾阳。临床上也有脾阴不足者,宜用甘凉药,如山药、扁豆、莲肉、云苓等味。不能机械地认为补脾必用甘温之法。

胃喜甘凉:清人叶天士说,"胃为阳土,宜凉宜润"。因为甘凉濡润之品,能益胃阴而助其降,胃气才不至上逆。在临床上,不但治疗胃液不足者,宜用甘凉以增其液,就是胃阴不足、阴虚内热者,也宜用甘凉以养其阴。增液如增液汤,养胃如益胃汤、沙参麦冬汤。

所以,临床上治疗脾胃病,选方用药,虽然不尽是甘味,有时也用苦、酸等味,但总不宜多用久用,否则必致伤胃,尤其是苦寒药,用久必伤胃,这是要注意的一点。明代医学家吴崑说得好:"脾喜甘而恶苦,喜香而恶秽,喜燥而恶湿,喜利而恶滞",确是经验之谈,值得记取。

二、《伤寒论》的辩证法思想研究

众所周知,《伤寒论》是一部辨证论治的专著。它以完整的辨证论治理论,对伤寒热病作了详尽的论述,提出了包括理、法、方、药在内的比较系统的辨证论治法则,因而被后世誉为"方书之祖""规矩准绳"。

《伤寒论》是论述外感热病的发生、发展、变化和转变的专著,因而全书是一个统一的整体。各篇之间、各条之间是互相联系的,不是孤立的,从太阳病、阳明病到少阳病,再从太阴病、少阴病到厥阴病,又是逐步发展的、变化的,说明疾病不是固定不变的。三阴三阳既是对立的又是统一的,这种既对立又统一的辩证观点在《伤寒论》全书中体现得比较突出。下面以各篇的内容举例论述之。

(一)太阳病篇

太阳为六经之首,统摄营卫,主一身之表。因此太阳病主表证。《伤寒论》第一条列出太阳病的提纲后,紧接着列出伤寒与中风的提纲。伤寒与中风同属表证,但伤寒属腠理固密之人,感受风寒较重,外邪束表,卫阳被遏,以致出现"或已发热或未发热,必恶寒,体痛呕逆,脉阴阳俱紧"等症;中风属于腠理疏松之人,卫气不固,感受风寒,营卫不调,表现为"发热,汗出,恶风,脉缓"等症。伤寒与中风,一属表实,一属表虚;一则恶寒、无汗、脉浮紧,一则恶风、汗出、脉浮缓。这是一对矛盾,二者同中存异。

《伤寒论》第六条提出："太阳病，发热而渴，不恶寒者，为温病。"这是于伤寒之外提出了性质完全不同的一种病。伤寒是感受寒邪引起，温病是外感温邪而发，伤寒是发热恶寒不渴，温病是发热而渴、不恶寒。张仲景将性质不同的两种病列在一起，以资鉴别。

《伤寒论》第七条提出："病有发热恶寒者，发于阳也，无热恶寒者，发于阴也。"这是对阴证、阳证作鉴别的提纲。就发热恶寒而言，还要进一步辨别其真热假寒，或是真寒假热。如其十一条所云："病人身大热，反欲得衣者，热在皮肤，寒在骨髓也；身大寒，反不欲近衣者，寒在皮肤，热在骨髓也。"真热假寒与真寒假热是矛盾的对立，辨别清楚非常重要。

（二）阳明病篇

阳明病包括手阳明大肠、足阳明胃。阳明病以胃肠之燥热实为特点。故阳明病篇开始提出"阳明之为病，胃家实是也"的提纲。阳明与太阴为表里，故实则阳明，虚则太阴。《伤寒论》一百八十七条云："伤寒脉浮而缓，手足自温者，是为系在太阴。太阴者，身当发黄，若小便自利者，不能发黄，至七八日大便硬者，为阳明病也。"这说明阳明与太阴，虽然性质相反，是矛盾的对立，而阳明可以转为太阴，太阴也可转为阳明，这又是矛盾的统一。阳明病有经证，也有腑证。经证属无形之燥热亢盛，而肠中无燥屎阻塞，腑证为燥热之邪与肠中燥屎相结，二者是阳明病中的一对矛盾，同中有异也。经证用清法，热郁胸膈用栀子豉汤；热盛于中焦，用白虎加人参汤；下焦热邪与水液互结而

成蓄水证,用猪苓汤,这就是所谓的阳明清法三方。阳明
腑证,根据痞满燥实的严重程度和部位深浅,有大、小、调
胃三承气汤。对于证情严重者,仲景又提出了三急下证。
与此相反,其又多次提出禁下之症,表明张仲景用心之细,
告诫后人不能粗心。

(三)少阳病篇

少阳包括手少阳三焦经、足少阳胆经。三焦主决渎而
通调水道,故名"中渎之腑",又为水火气机运行之道路。
胆附于肝,内藏精汁而主疏泄,故名中精之腑。少阳居于
太阳、阳明之间,它既不在表,又不在里,而在半表半里。
它又与表里关系甚密,外出即表,入内即里。故《伤寒论》
既有典型的半表半里证,又有少阳兼太阳病症,更有少阳
兼阳明证。治疗除了用小柴胡汤外,前者用柴胡桂枝汤,
后者用大柴胡汤。少阳之气的盛衰状况,在病的转变上非
常重要,不可忽视。本篇将少阳病的性质与转变、来龙去
脉、治疗方法、误治后果交代得一清二楚,正是体现了全
篇互相联系的整体观。

(四)太阴病篇

太阴病的提纲:"太阴之为病,腹满而吐,食不下,自
利益甚,时腹自痛。""自利不渴者,属太阴,以其脏有寒故
也,当温之,宜服四逆辈。"太阴病与阳明病性质相反。阳
明病是胃家实,太阴病是脏有寒,阳明病"不大便",太阴
病"自利益甚",阳明病"腹满痛",太阴病"时腹自痛",阳
明病属热属实,太阴病属虚属寒,阳明病宜攻下,太阴病

宜温之。这里充分体现了"实则阳明""虚则太阴"，阳明与太阴互为表里、可以互相转化的关系。太阴病可由三阳转变而来。《伤寒论》第二百七十九条列举了太阳误下导致的两种结果。一是由太阴脾脏气血阴阳不和，肝木乘土所致，此属虚痛，故用桂枝汤调和脾脏气血阴阳，加芍药益脾阴，利脾血，缓急止痛；一是实痛，既有脾脏气血不和，又有阳明腑气不利，故用桂枝加大黄汤，既可调脾脏气血，又可通腑气，以泄胃家之实。同是误下，由于体质不同，一成虚痛，一成实痛，一用补益剂，一用攻下剂，这也是矛盾的对立，二者同为腹痛，又同用桂枝汤加减治疗，这又是矛盾的统一。

（五）少阴病篇

少阴包括手少阴心、足少阴肾。心属火，肾属水，水与火是一对矛盾。故少阴有寒化、热化两大类型。前者由心肾阳虚、阴寒内盛所致，主证是无热恶寒，四肢厥逆，蜷卧，呕吐，下利清冷，精神萎靡，小便清白，脉微细等。后者心肾阴液不足，虚热内生，以致肾阴虚于下，心火亢于上，出现心烦不得眠，口燥咽痛，舌红少苔，脉细数等。寒化证治宜温阳，主方是四逆汤；热化证治宜育阴，主方是黄连阿胶汤。但寒证与热证不是绝对不变的，在一定条件下两者可互相转化。少阴病下利，治疗主方是四逆汤，如果是下利脉微者，用白通汤，如果下利不止，厥逆无脉，干呕烦者，这就是阴阳格拒，真寒假热证，当用白通加猪胆汁汤，这些充分体现了张仲景辨证施治的精神。

（六）厥阴病篇

厥阴病是伤寒六经病证的最后阶段。厥有"极"的意思。《素问·至真要大论》云："厥阴何也？岐伯曰：两阴交尽也。"其病机乃是阴阳气不相顺接。引起厥证，不只阴寒极盛一个原因，还有阳郁于内、格阳于外的热厥证，又有肝气郁结、气机不利、阳郁不达的气厥证，更有蛔虫内窜、腹痛剧烈、气血运行不畅的蛔厥证。所以治疗厥证，仲景分别列出四逆汤、当归四逆汤、白虎汤、四逆散以及乌梅丸等方，表明张仲景用不同的方法解决不同的矛盾。

当代伤寒学家刘渡舟教授曾说："《伤寒论》是一部完整的充满辩证法思想的巨著，统观全书篇与篇、节与节、条文与条文之间，无不首尾相接，前后呼应，有机相联。尤其他的辩证论治的思想体系更是具有系统性与完整性。"根据上面的分析，我们有充分的理由说明《伤寒论》具有辩证法思想。

三、《脾胃论》中处方的制方规律研究

金元四大家之一的李东垣著《脾胃论》一书,对后世影响很大。凡是研究脾胃理论者,无不从《脾胃论》中得到启迪。凡要治疗脾胃系统疾病,又多借鉴东垣的方剂加以发挥。对于东垣学说,研究者不乏其人,而深入研究东垣方剂者并不多见。为了更好地学习和运用东垣的方剂,乐老对《脾胃论》处方的制方规律作一探讨。

(一)君臣佐使,层次分明

中医处方的组成原则,首先是分成君臣佐使。君臣佐使就是根据病情,根据症状的轻重主次,然后选择作用不同的药物相配合,这些药物发挥互相协调或互相制约作用,从而收到治疗的效果。

《素问·至真要大论》云:"主病之谓君,佐君之谓臣,应臣之谓使。"李东垣说:"主病之谓君,兼见何病,则以佐使药分治之,此制方之要也。"这说明君药是方剂中治疗主病或主症的药物,可以是一味或几味,根据症候的需要决定。臣药是方中协助君药主病或主症的药物。佐药有两种,一是方中协助君药治疗兼症或直接治疗兼症的药物,二是方中用以制约君药的药物和反佐的药物。使药是方中具有引导诸药直达病所作用的药物。《脾胃论》中第一方是补脾胃泻阴火升阳汤,君药柴胡,用量为一两五钱,作用升阳举陷;臣药为人参、黄芪、苍术、炙甘草,作用是益气健脾；佐药为石膏、黄芩、黄连，作用是泻阴火。唯恐柴胡升阳之力不足，故又加羌活、升麻升提，这也是臣药。第二方是升阳益胃汤，此方用黄芪二两为君，主要功用益气升阳；臣药有人参、白术、陈皮、炙甘草，能助黄芪补肺健脾；柴胡、防风、羌活、独活能升阳散风胜湿，这也是臣药，有辅助君药助阳散湿作用；另茯苓、泽泻利湿，芍药酸敛，这三味是佐药。第三方为补中益气汤，此方以黄芪为君，人参、炙甘草为臣，主要作用补益中气；又加白术健脾，当归补血，陈皮理气，这三味均为佐药；又用升麻、柴胡为使，引黄芪参草甘温之气上升，能补卫气而实表。全方能补益脾胃，升阳益气，消除因劳倦内伤引起的虚热，即"甘温除大热"之法。从以上数方分析，仲景制方君臣佐使是明确的，而且君药作用强、剂量重，在方中能起主导作用，其他臣药、佐药、使药大都辅助主药发挥治疗作用，这是制定方剂的一大原则。

（二）升降浮沉，重升轻降

东垣在《脾胃论》中从天地间的升降浮沉理论到人体的升降浮沉变化，反复强调要维护人体正常的生理功能。东垣曰："万物之中，人一也，呼吸升降，效象天地，准绳阴阳。盖胃为水谷之海，饮食入胃，而精气先输脾归肺，上行春夏之令，以滋养周身，乃清气为天者也。升已而下输膀胱，行秋冬之令，为传化糟粕，转味而出，乃浊阴为地者也。"这就是说，脾胃的升降功能是机体内脏腑、经络的矛盾运动的生化源泉，这种源泉遭到破坏就会出现各种病症。因此在治疗方面，东垣十分重视用药物的升降浮沉作用来维护人体内的正常功能。他在《调理脾胃治验治法用药若不明升降浮沉差互反损论》说:"若不达升降浮沉之理,而一概施治,其愈者幸也。"他对于寒湿浸淫之症,反对专用渗湿之剂,主张"用升阳风药即差",以羌活、独活、柴胡、升麻、防风、甘草之属散风升阳,这几味药在《脾胃论》许多方剂中是常用药。足见东垣比较喜用升药,少用降药,目的是使脾虚阳气下陷的病症得到恢复。又如清神益气汤治疗脾胃虚弱、目疾时作、身目俱黄、小便不利之症,方用人参、白术、甘草补脾胃升中气,升麻、防风祛风胜湿,鼓舞阳气于上,茯苓、泽泻淡渗利湿以除热于下,还有青皮、陈皮、苍术、黄柏等品,总以益气升阳为主,淡渗利湿为辅。故此方补脾胃升阳气,促进脾胃正常健运,升降协调,维护人体生理功能。

(三)随病制方,辨证施治

东垣在《脾胃论》中反复强调了"随病制方"的原则,体现了辨证施治精神。脾胃病包括脾病与胃病两方面。饮食伤胃,劳倦伤脾,饮食劳倦所伤,脾胃俱虚。对于脾虚气馁,中气不足,怠惰嗜卧,四肢不收,大便泄泻等证,东垣重点是升阳益气,健脾除热,故有补中益气汤、升阳益胃汤、补脾胃泻阴火升阳汤等方。对于胃病,东垣治以枳术丸为主,消食强胃。此方用白术二两,健脾燥湿而益脾元,枳实一两,泻痞闷而消积滞。方法是"荷叶裹烧饭为丸",荷叶芬芳养胃,煨饭和药,更可协助白术以滋养胃气。东垣还在枳术丸的基础上,或加橘皮,或加半夏,或加木香、干姜,均是随证加减,体现了辨证用药的灵活性。

对于痿证和厥证，东垣制黄芪人参汤、调中益气汤、除风湿羌活汤三方。黄芪人参汤适应证是：由于"脾胃一虚，肺气先绝"，加之暑伤元气，出现"怠惰嗜卧、四肢不收、精神不足、两脚痿软"等损伤元气的症状，故用此方补益肺脾元气，兼滋阴降火。此方即补中益气汤去柴胡加苍术、麦冬、五味子、黄柏、炒曲，实为补中益气汤之变化方，不过其滋阴泻火之力较显著而已。如果湿困脾阳，谷气下流，身体沉重，四肢困倦，纳谷乏味，腹部不适，则用调中益气汤以益气升阳、燥湿调中，此方即为补中益气汤去白术易苍术，去当归加木香，这是"从阴引阳"之法，关键在于渗湿，湿化则中调，脾阳自能升浮而诸症可解。如"若湿气胜，风证不退，眩运麻木不已，除风湿羌活汤主之"，此方治疗湿热下注兼有风证所致痿证，故以祛风升阳燥湿清热为法，此方祛风用羌活（重用一两）、独活、藁本、防风，升阳用黄芪、升麻、柴胡，除湿用苍术、云苓、猪苓、泽泻，清热用黄柏、黄连，这是风湿热实证之治法，与上二方治脾虚气馁致痿大不相同。东垣还有"分经随病制方"法，指出分经辨证及分经用药的重要性，为我们临床用药树立了榜样。

（四）四时用药，加减灵活

中医治病有因时制宜的原则。《内经》论述治则时指出："必先岁气，毋伐天和。"又说："用寒远寒，用凉远凉，用温远温，用热远热，食宜同法。"这就指出用药治病时宜注意四时季节的特点，适应四季的变化。东垣在这方面也很重视四时季节的变化。他在《内外伤辨惑论》中专列了《四时用药加减法》一章，对于因时制宜作了很好的说明。如咳嗽一症，除辨证立方外，应根据四时而加减：春月天温，只加佛耳草、款冬花各五分；夏月咳嗽，加五味子二十五个，麦门冬五分；如冬月咳嗽，加不去根节麻黄五分，如秋凉亦加。对于"食不下"症，因胸中胃上有寒，或因气涩滞，加青陈皮、木香，此三味为定法。如冬月加益智仁、草蔻仁；夏月少加黄芩、黄连；秋月加槟榔、草豆蔻、白豆蔻、砂仁；春初犹寒，少加辛热之剂，以补春气之不足，为风药之佐，益智仁、草豆蔻可也。东垣在《脾胃论·脾胃将理法》篇中指出："夫诸病四时用药之法，不问所病，或温或凉，或热或寒，如春时有疾，于所用药内加清凉风药，夏月有疾，加大寒之药，秋月有疾，加温气药，冬月有疾，加大热之药，是不绝生化之源也。"这些均说明注意四时用药方法是很重要的。

（五）用药量轻，以轻取胜

李东垣处方的一个特点是药味多、药量轻，实际上东垣制方用药一般是八九味，如补中益气汤、益气聪明汤均是八味药组成。有的方剂仅用两味，如枳术丸仅用白术、枳实；有的方剂则用至十九味，如清燥汤，这仅是极少数。所以总的来说，东垣方药味不算多，在剂量上药量轻，是轻方派的代表。如补中益气汤，每味药用量在二分至五分，总剂量不过二钱四分至三钱二分，折合现在克数也就7~10g。这相当于我们现在一味药的剂量。再如有的处方中药量的差距也很大，像升阳益胃汤，黄连量二钱，黄芪量二两，黄芪用量是黄连的十倍；强胃汤中黄柏、甘草均用五分,黄芪用至一两,黄芪用量是黄柏、甘草的二十倍,表明东垣君药重用,佐使药轻用。而且许多方剂每次煎药的量均是三钱,如升阳益胃汤、补脾胃泻阴火升阳汤、强胃汤等均是如此,这充分说明东垣是轻方派,药量虽轻,作用则大,所谓"四两拨千斤"。东垣用药,以轻取胜是值得我们学习的。

综上所述,东垣作为调治脾胃病的医家,在遣药制方上有一定规律可循。这就是根据疾病治疗的需要确定君臣佐使药物,针对脾胃气虚、中气下陷的特点,侧重选用益气药与升浮药,以维持脾胃的正常生理功能。另外,他随病制方,体现了辨证施治的精神;因时制宜,注意四时气候的变化,体现了处方用药的灵活性。在药物剂量上用量较轻,以轻取胜,这也是适应脾胃内伤、运化力弱的特点。李东垣制方的这些原则,对我们有很大的启发,我们需要认真学习前人的这些宝贵经验,不断提高我们的医疗水平,使祖国医学不断创新发展。

四、章次公治疗胃病经验研究

已故名老中医章次公先生曾任中央卫生部中医顾问，兼任北京医院中医科主任等职。"先生善集各家学说之长，又参合现代医学之理论，其辨证明析精微，其用药机动灵活，而立案无空洞肤泛之词，善于治病求本，通过症状现象认清疾病实质，用药剂量或轻或重，突出重点，击中要害。"《章次公医案》汇集先生治疗内、外、妇、儿科常见病医案共723例，是一部名老中医临床实践之记录，从中可以反映先生之学术思想及辨证法则。

章先生胃病医案共80多例，每例均记载主要病症，并略加分析，使人明其寒热虚实，症结所在，然后辨证用药，疗效确切。兹举数案如下：

案1.

朱某，幼儿。

初诊：急性胃炎，呕吐频繁，高热如蒸。川黄连1.2g，天花粉15g，全瓜蒌12g，知母12g，枳实9g，橘皮9g，黄芩9g，竹茹5g。

二诊：急性胃炎，服上方而吐止，其热不退，炎症未消也。青蒿9g，黑山栀9g，地骨皮9g，白薇9g，金银花12g，杏仁15g，淡竹茹6g，茅芦根^各30g。

按：此案高热呕吐，故用黄连、黄芩清热，知母、天花粉滋阴，枳实、竹茹、瓜蒌、陈皮降逆和胃止呕。二诊时呕吐已止、其热不退，故着重清热退烧，用青蒿、金银花、山栀、地骨皮等退热，又加茅芦根两味，既能甘凉养胃，又善清气分之热，为寻常易得之佳品。

案2.

张某，女。上至中脘，下及少腹，痛有发作性，发则手不可近，此气聚也。肉桂2g，延胡9g，槟榔9g，神曲9g，山楂9g，蚕沙9g，炮姜1.5g，青皮6g，莪术6g，皂角子6g。

按：此案属于寒气凝聚作痛，故用温散法治之，其中皂角子辛温无毒，古人多用于化痰，章公取其"导气下行"作用。

案3.

陈某，女。离药则胃部依然攻筑上下作痛，此气体也。阿魏9g，附块9g，荜茇9g，川芎9g，当归9g，黑白丑9g，五灵脂15g，沉香曲12g，延胡索12g，甘松6g，川朴3g，莱菔子9g。上药研极细末，每饭后吞服2~3g，一日3次。

按：此案用药显然较张案更强，主要作用是温中行气。阿魏一药，因其气味难闻，临床已少应用。

案4.

沈某，男。胃脘痛两年余，其痛隐隐然，作于食后二时许,得食则减。口干,舌红,便难,一贯煎法。麦冬 9g,沙参 9g,玉竹 9g,当归 9g,枸杞子 9g,川楝子 9g,制香附 6g,杏仁 24g,生地黄 12g,白芍 12g。

按:此为阴虚胃痛,用沙参、麦冬、生地黄、玉竹养阴,当归、白芍、枸杞子补血,制香附、杏仁、川楝子理气止痛,是标本结合用法。

案5.

解某,男。

初诊:吐酸,每发于冬季,进硬固食品时,其酸益甚,得吐乃舒。痛在少腹右下角,此不能肯定其为溃疡痛。生黄芪 9g,饴糖^{烊冲}9g,杭白芍 9g,当归 9g,吴茱萸 2.4g,川桂枝 5g,炮姜炭 5g,生甘草 3g,生姜 2 片。二诊:非溃疡性疾患以吐酸为主症者,附子粳米汤、吴茱萸汤皆可选也。炮附块 9g,党参 9g,半夏 12g,吴茱萸、炙甘草^各2.4g,粳米一杯,生姜 2 片,大枣 7 枚。

按:吐酸一症,有寒有热,属热者,当清泄肝火,降逆和胃;属寒者,当温中和胃制酸。章公对此案初用黄芪建中汤合吴茱萸汤。二诊时去黄芪、饴糖之甘,用附子粳米汤、吴茱萸汤加味,制酸止痛,收效更捷。

案6.

郭某,男。

初诊:高热三日,胃脘痛剧,拒按,三日不更衣,可知是有形之积,理应通降。制大黄 6g,玄明粉 9g,枳实 9g,连翘 9g,黄芩 9g,苦杏仁 18g,白芍 12g,全瓜蒌 12g。二诊:药后,胃脘部剧痛大定，但未得畅便，阳明燥气尚炽，仍当清之、攻之。生大黄6g，连翘12g，白芍12g，全瓜蒌12g，玄明粉9g^{分二次冲}，枳实9g，地龙9g，知母9g，郁李仁9g。

按： 此病人高热三天而出现胃脘剧痛，并且不大便三天，西医学当属急腹症一类，可能是急性胆囊炎、急性胰腺炎等，虽然未指明是何炎症，但既见脘腹剧痛，且便秘三天，故用大承气汤加减以急下退热定痛，药后果然见效。一诊后胃痛大定，大便行而未畅，继而在原方基础上加减收功。

从上述医案可知，章先生治胃病，寒热虚实一目了然，辨证用药清晰可见，给后人很多启迪。

章先生治胃病医案中所用处方约30首，其中大量方剂是张仲景的经方，少部分是后世的时方。经方中如吴茱萸汤、小建中汤、附子粳米汤、瓜蒌薤白半夏汤、泻心汤、旋覆代赭汤，均能结合病症，灵活应用。如医案：张，男，病后进食不慎，中脘为之窒闷，予加味陷胸汤，此方为后世辛开苦降所宗，乃健胃剂也。姜川连1.5g，厚朴（研末吞）1.5g，姜半夏12g，全瓜蒌12g，薤白头9g，枳实9g，荜茇9g，佛手9g。此方药虽八味，却是小陷胸汤、瓜蒌薤白半夏汤合方，同时加枳实、厚朴、荜茇、佛手，确为辛开苦降、温中散结之良方。对于寒热互结之胸痹胃胀，颇能见效。先生善用经方，但不排斥时方，只要对治病有利，均可用之。请看下案：

朱，男，迭用消导，依旧胸中痞塞。夫痞本有虚实之分，故张仲景心下痞有用参之例。今仿四磨饮，用槟榔6g、党参9g、佩兰梗9g、麦芽9g、谷芽9g、台乌药6g、沉香曲 9g、佛手 9g、麸炒枳实 9g,另服香砂六君子丸或香砂胃苓丸。

复诊时,病十去其八,依旧不能畅进饮食,虽少量,仍噫腐气。用党参 9g,生白术 9g,云苓 12g,薤白头 12g,荜茇 9g,炒枳实 9g,半夏 9g,佛手 9g,谷芽 9g,麦芽 9g,川椒目 5g,粉甘草 3g,煎服。

另厚朴 3g,山药、鸡内金、莱菔子各 9g,共研细末,每次吞服 3g。

按:此案先用四磨饮加味,痞证见减,但饮食仍少、嗳气未除,乃用醒胃运脾之法,六君子汤加温运之剂,方获全功,可见先生用药之灵活细致。

章先生所治 80 多例病人中,都是胃病,但用中药竟达 160 多味,可见先生用药之广。其中用得最多的有杏仁、延胡索等 25 味,见如下统计表。

章次公常用中药统计表

药名	杏仁	延胡索	茯苓	当归	旋覆花	枳实	
次数	47	37	34	32	29	28	
药名	半夏	薤白头	附子	谷麦芽	佛手	吴茱萸	莱菔子
次数	25	25	23	23	22	20	20
药名	陈皮	白芍	山药	党参	乌药	荜茇	川椒目
次数	19	19	18	17	17	16	16
药名	川楝子	瓦楞子	肉桂	香附	五灵脂	甘草	生姜
次数	16	13	12	12	12	12	11

表中 27 味中药，按功用分类可有八九类。如止痛药有杏仁、延胡索等，温中散寒药有吴茱萸、荜茇等，益气药有党参等，补血药有当归、白芍等，化痰药有半夏、陈皮等，利湿药茯苓等，还有消导药谷麦芽、莱菔子等。可见先生辨证之精确，用药之细微。用药次数最多的是杏仁。杏仁，辛苦甘温，功用为化痰止咳、平喘润肠。历代本草书中，《名医别录》记："主治时行头痛……消心下急满痛。"《药征》一书中谓"主治胸间停水，故治喘咳，而旁治短气，结胸心痛，形体浮肿"，临床上将杏仁主要用于镇痛药首推章先生。他于胃痛病人频繁用之，就是明证。而且剂量较大，一般都用 24~30g，最轻者 12g，章氏门人朱良春等认为"杏仁用大量有润肠胃、消食、开滞气之功，能疏利开通，破壅降逆而缓胃痛"，可见杏仁止胃痛确是章先生敢于大胆实践之举。因为杏仁分解后可产生苯甲醛和氢氰酸，此为有毒之品，故多用易中毒。若用 20~30g 服，可能有轻度中毒症状，如晕倒、呕吐等，一般可自行消失，剂量以不超过 30g 为宜。除杏仁外，先生曾用阿魏"消积"，雄黄"燥湿"，刺猬皮"疏气化瘀"，娑罗子"宽中下气"，皂角子"化痰"，香木鳖"健胃"等，各用药物之长，发挥药物的治疗作用。这些超乎常规用药之惯例，显示了章先生丰富的治疗经验，值得我们学习和应用。

已故著名中医学家姜春华教授指出："章先生的医案，处方用药有独到之处，值得我们学习，尤其他的革新创造精神，更值得我们学习。"我们从章先生治疗胃病的经验可以看到这一点。尽管部分医案描写过于简单，有关脉象舌苔记载较少，使初学者难以接受。但总的来说，医案描写简明扼要，分析正确，重点突出，用药独特，疗效确切，是一部难得的好医案。

下篇

临床验案

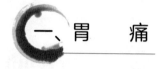

一、胃 痛

病案1

郑某,女,30岁。

初诊(2012年3月14日):胃痛1月余,怕冷,喜进热性食物。曾服温胃舒等中药,收效甚微,口干,大便正常,脉细弦,苔薄白,舌质淡红,证属寒邪凝结,胃失和降。拟用温中散寒法。

丹参20g	檀香6g	砂仁6g	香附9g
高良姜6g	苏梗9g	陈皮9g	甘松9g
百合12g	乌药9g	白芍20g	炙甘草6g

7剂,水煎服。

二诊(2012年3月21日):胃痛已减大半,时有脘胀,纳可,口干,脉舌如前。原方去白芍、加厚朴12g。

7剂,水煎服。

三诊(2012年3月28日):胃痛已愈,守上方继服。

[编者按]

胃痛发生的原因很多。本案是由于感受寒邪,凝滞中州,胃失和降所致。治疗用当代名医焦树德经验方三合汤收到立竿见影的效果。三合汤由丹参饮、良附丸、百合汤三方组成,主治寒热之邪夹杂而以寒邪为主的胃痛。本案用香附、高良姜、甘松温中散寒,丹参、檀香、砂仁、陈皮、苏梗主治血气互结之心胃气痛,百合能益气调中,乌药能疏胸腹之气滞，所以本方治疗气郁寒凝之胃痛甚效，加上白芍、甘草可缓急止痛。药后胃痛很快缓解，二诊时胃痛已去大半，三诊时胃痛已愈，真有立竿见影之效。

病案2

桑某，男，29岁。

初诊（2011年10月9日）：胃脘痛已5年，半个月来病情加重，出现胃脘部持续性疼痛，喜按喜温，喜进热性食物，腹部发胀，精神不振，疲乏无力，舌淡暗，苔薄白，脉沉细。在某医院胃镜检查诊为十二指肠球部溃疡，中医辨证为中气不足，寒邪凝结，兼有气滞及血瘀之象，拟温中散寒理气活血法。

丹参20g	檀香6g	砂仁6g	香附9g
高良姜10g	生蒲黄10g	五灵脂9g	百合15g
木香6g	乌药9g	茯苓12g	炙甘草3g

7剂，水煎服。

二诊（2011年10月16日）：药后胃痛明显减轻，精神好转，但仍感腹胀，舌脉如前，效不更方。上方加桂枝9g、苏梗9g。7剂，水煎服。

三诊（2011年10月23日）：药后胃痛又轻松很多，纳谷增加，精神渐振，嘱上方继服。14剂，水煎服。

四诊（2011年11月24日）：上药调治又1个月，今日复查胃镜，示十二指肠球部溃疡已愈合，胃痛消失，嘱注意饮食调理，不再服药。

[编者按]

本案患者胃病发作已5年，加重半个月，呈持续性疼痛,说明病情已由气分转入血分,辨证既有中气不足,寒邪凝结,又有气滞血瘀之象。治疗用温中散寒理气活血法,方用焦树德的四合汤,即三合汤加失笑散。方用丹参、檀香、砂仁行气活血止痛,香附、高良姜散寒理气,生蒲黄、五灵脂祛瘀止痛,百合、乌药补中顺气,又加木香行气,茯苓健脾,炙甘草补益中气。治疗 2 个月,十二指肠溃疡面得以愈合。

病案 3

邓某,男,25 岁。

初诊(1997 年 10 月 22 日):胃脘部灼热作胀,时有胀痛 1 周余,纳后胀痛更甚,嗳气,口干口苦,纳谷减少,大便正常,苔薄白,舌质红,脉弦滑,此属肝气化热犯胃,胃气不降,治拟柴胡疏肝散加味。

柴胡 9g	黄芩 9g	香附 9g	白术 12g
云苓 12g	陈皮 9g	法半夏 9g	木香 8g
厚朴 9g	延胡索 10g	砂仁 6g	炙甘草 6g

6 剂,水煎服。

二诊(1997 年 10 月 29 日):药后胃脘部灼热及胀痛明显减轻,嗳气也少,口苦亦轻,舌脉如前。治守上方,原方去延胡索、加枳壳 9g。6 剂,水煎服。

[编者按]

本案胃脘部灼热且有胀痛,口干口苦,显系肝气化热犯胃所致。对于肝胃不和之症,主要用柴胡疏肝散治疗。本案用柴胡、黄芩疏肝清热,香附、陈皮、木香、延胡索行气止痛,又加白术、云苓、半夏、厚朴健脾消胀,砂仁开胃。

病案4

刘某,男,30岁。

初诊(1997年12月1日):2个月来饥饿时胃痛,进食后好转,口不干,不泛酸,脉细缓,苔薄,舌质淡红,此属中虚求食之症。拟黄芪建中汤加味。

炙黄芪20g	桂枝6g	白芍12g	香附10g
苏梗10g	陈皮9g	云苓12g	枳壳9g
佛手9g	延胡索10g	炙甘草6g	

6剂,水煎服。

二诊(1997年12月7日):药后饥饿时胃痛明显减轻,治守原方。6剂,水煎服。

三诊(1997年12月14日):胃痛基本消失,纳谷增加,精神好转,舌脉如前,原方再进。6剂,水煎服。

[编者按]

胃脘痛的治疗当以辨证为基础。辨证首先分清虚实寒热。本案患者饥饿时胃痛,进食后缓解,且口不干,不泛酸,显属中焦气虚,虚而求食,得食则安。对此乐老用黄芪建中汤治疗。方用黄芪补中益气,桂枝温通阳气,芍药养阴血,加上甘草,共为甘温建中之剂。乐老为了加强理气开胃效果,又加上香附、陈皮、苏梗、佛手等药,这样益气温中与理气止痛同用,临床效果更好。

病案5

黄某,女,31岁。

初诊(2001年3月6日):胃痛喜按,腹胀纳少,大便不成形,呈现黑色糊状便,一日一次,已有 3 日。昨日在某医院化验大便,潜血(++),胃镜检查为慢性浅表性胃炎,十二指肠球部溃疡(活动期),脉虚弦,苔薄白,舌质淡红。证属肝郁脾虚,气不摄血,拟用逍遥散加味。

柴胡 6g	当归 12g	白芍 12g	丹皮 9g
白术 12g	云苓 12g	炮姜 12g	薄荷 6g
郁金 10g	厚朴 9g	陈皮 9g	神曲 9g

炙甘草 6g

5 剂,水煎服。

二诊(2001 年 3 月 11 日):药后 3 日,胃痛胃胀明显减轻,5 日后大便成形,黑便消失。纳谷增加,治守前方。原方去薄荷、炮姜,改干姜 5g。5 剂,水煎服。

三诊(2001 年 3 月 16 日):症情继续好转,无反复,继服原方。5 剂,水煎服。

[编者按]

本案患者胃痛喜按、纳少,已是脾虚明显,大便溏薄带血,此属脾虚不能摄血,腹胀为气滞之象,故用逍遥散治疗。方用白术、云苓健脾,当归、白芍活血补血,又加炮姜、丹皮温摄止血,柴胡、郁金、厚朴、陈皮理气消胀,服药 5 剂胃痛胃胀减轻,大便成形,便血消失,服药 10 剂即获痊愈。关于生姜、干姜、炮姜三者的功用,乐老认为生姜发汗解表、祛痰止呕,干姜温中散寒,炮姜温摄止泻止血,须灵活运用。

病案 6

赵某,女,48 岁。

初诊(2005 年 1 月 13 日):3 年前在某医院胃镜检查

为食管炎及胃炎。胃脘部隐隐作痛,时有凉感,嗳气,纳少,不泛酸,口干,大便偏干,脉沉细,苔薄质淡,此为中焦虚寒,治以理中汤加味。

党参 15g	白术 12g	干姜 6g	益智仁 9g
香附 9g	苏梗 9g	枳实 9g	厚朴 9g
火麻仁 15g	白芍 12g	炙甘草 6g	

7剂,水煎服。

二诊(2005年1月20日):药后症状明显好转,前方再服7剂以固前效。

[编者按]

引起胃痛发生的原因有寒也有热,有虚也有实。此案病人胃部隐隐作痛,且有凉感,显系阳虚受寒、寒凝气滞所致。且有口干、大便偏干,此乃阳虚及阴,阴血不足引起,治疗用理中汤加益智仁,可温中散寒,白芍、麻仁养阴润肠,香附、苏梗理气止痛,枳实、厚朴消导通便,服药7剂症状明显好转,14剂即告痊愈。

病案7

骆某,女,65岁。

初诊(2002年7月25日):胃脘胀痛,胸闷气短,时有泛酸,口干欲饮,大便偏干,胃镜检查为慢性胃炎,苔光剥,舌质红,脉沉细,胃阴不足,肝木犯胃,拟养阴疏肝、润肠通便。

沙参 15g	麦冬 15g	石斛 12g	丹参 20g
木蝴蝶 5g	瓜蒌皮 12g	火麻仁 12g	枳实 9g

桔梗 6g　　　云苓 12g　　　杜仲 9g　　　　生甘草 6g

7 剂,水煎服。

二诊(2002 年 8 月 3 日):胃脘胀痛基本消失,泛酸也少,口干欲饮,大便仍偏干,仍有胸闷气短,脉沉细,苔光剥,舌质红,治守前法。原方 7 剂,水煎服。

三诊(2002 年 8 月 15 日):病情明显好转,舌脉如前,原方继服。

[编者按]

本案之胃脘胀痛显系胃阴不足引起,因为口干欲饮,大便干结,尤其是舌质红、苔光剥,说明是胃阴亏虚,同时有木强侮土之象,治疗用叶天士益胃汤为主,沙参、麦冬、石斛滋养胃阴,木蝴蝶、枳实疏肝理气,瓜蒌皮、火麻仁清热润肠,丹参、桔梗活血行气。服药 7 剂,胃脘胀痛基本消失;再服 7 剂,胸闷气短减轻,大便干结好转,继用原方加减而收全功。说明胃阴不足,用叶氏益胃汤加味治疗疗效很好。再则,木蝴蝶一药本草书云苦寒,可以开音清肺,《本草纲目拾遗》谓可治肝胃气痛,乐老对胃痛偏热者常用之。

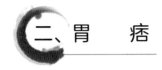

二、胃痞

病案1

李某,男,35岁。

初诊(2015年1月8日):患者胃脘作胀已十余天,口干口苦,且有怕冷,纳少,大便不成形,一天1~2次,脉细弦,苔薄质正。

诊断:胃痞(寒热错杂型)。

治法:辛开苦降甘调,用半夏泻心汤加味。

黄芩6g	黄连3g	法半夏9g	干姜6g
党参20g	白术20g	云苓12g	丹参20g
檀香6g	砂仁6g	扁豆15g	草薢15g
诃子肉12g	生甘草6g		

7剂,水煎服。

二诊(2015年1月29日):患者口干口苦减轻,大便仍不成形,日行2次,舌脉如前,上方疗效不明显,改用理中汤加减。

党参20g	白术15g	云苓12g	香附9g
陈皮9g	砂仁6g	干姜9g	黄芩6g
厚朴12g	鸡内金9g	生麦芽30g	生甘草6g

7剂,水煎服。

三诊(2015年2月5日):患者口不干,但胃脘仍不舒适,纳可,大便依然不成形,舌质淡苔少,脉细缓,脾阳不振已累及肾。治守上方更进一步。

党参 20g	白术 20g	云苓 12g	香附 9g
陈皮 9g	砂仁 6g	炮姜 12g	益智仁 12g
扁豆 15g	鸡内金 9g	生麦芽 30g	炙甘草 6g

7剂,水煎服。

四诊(2015年2月17日):患者胃脘舒适,大便已成形,一日1次。原方再服7剂,以收全功。

[编者按]

胃痞是指以胃脘部痞塞,胀满,触之无形,按之柔软,压之无痛为主要症状的病症。《伤寒论》曰:"满而不痛者,此为痞。"朱丹溪说:"与胀满有轻重之分,痞则内觉痞闷,而外无胀急之形者,是痞也。"根据痞满的临床表现,西医的慢性胃炎、功能性消化不良、胃下垂等病,均可出现胃痞之症。

本案患者胃脘作胀十余天,口干口苦属热,怕冷、大便稀属寒,故辨属寒热错杂型,治疗用半夏泻心汤加味。药后口干口苦已减,但大便仍不成形,表明胃热之象已轻,肠寒症状未除。二诊时原方去黄连,加重干姜量。三诊时疗效仍不满意,乐老认为此属脾阳不振,已累及肾,故于二诊方中再去黄芩,并改用炮姜加重剂量(已由9g增至12g),另加益智仁12g,炙甘草用6g。再进7剂后,胃脘舒适,大便已成形。此案表明临床用药必须根据症情的变化而变化,不能死守不变。

病案 2

赵某,男,48岁。

初诊（2015 年 1 月 29 日）：患者胃部胀满，纳谷乏味，偶有嗳气，口干有时口苦，大便量少，脉缓，苔少质正，胃镜示：慢性浅表性胃炎。

诊断：胃痞（脾胃气虚型）。

治法：健脾益气兼理气。

党参 20g	白术 20g	云苓 12g	香附 9g
陈皮 9g	砂仁 6g	枳实 15g	厚朴 15g
神曲 12g	木香 6g	大腹皮 12g	生麦芽 30g
生甘草 6g			

7 剂，水煎服。

二诊（2015 年 2 月 5 日）：药后诸症均减，治守上方。

党参 20g	白术 20g	云苓 12g	香附 9g
陈皮 9g	砂仁 6g	木香 6g	桂枝 6g
厚朴 12g	防风 12g	羌活 12g	生甘草 6g

14 剂，水煎服。

三诊（2015 年 3 月 15 日）：脘腹作胀已轻，纳少口干，有时鼻衄，大便不畅，脉细缓，苔白腻，舌质正，前投温燥之剂易伤阴动血，故见鼻衄之症，治以上方加减。

太子参 15g	白术 15g	云苓 12g	香附 9g
丁香 9g	砂仁 6g	枳实 9g	枳壳 9g
厚朴 9g	黄芩 9g	神曲 9g	山药 12g
炒麦芽 20g	生甘草 6g		

7 剂，水煎服。

四诊（2015 年 3 月 31 日）：脘腹作胀明显改善，口干、鼻衄已轻，大便正常，纳谷仍少，脉细缓，苔薄白微腻质正，脾胃气虚，运化失健。拟方仍守香砂六君子汤为主。

党参 20g	炙黄芪 20g	白术 15g	云苓 12g
香附 9g	陈皮 9g	砂仁 6g	苏梗 9g
厚朴 12g	香橼皮 9g	大腹皮 9g	炙甘草 6g

14 剂，水煎服。

[编者按]

此案病人胃部胀满，纳谷乏味，辨为脾胃气虚型，乐老用香砂六君子汤加味，收到明显效果。然而三诊时出现口干、时有鼻衄、大便不畅等症，乐老分析可能是投温燥之剂伤阴，阴虚动血所致，再次投药时加入黄芩、山药、枳实等味，脘胀明显减轻，口干、鼻衄也减。根据饮食减少、苔薄白腻、脉细缓等症，辨证为脾胃气虚，治疗仍用健脾益气加理气助运药，以收功效。

三、脘腹坠胀

龚某,女,16岁。

初诊(1997年10月27日):纳后脘腹坠胀已2个月,纳谷衰少,精神不振,手足欠温,大便干,脉细缓无力,苔薄白,质淡红,上周在某医院钡餐透视为胃下垂。中医辨证为脾胃气虚,气虚下陷,拟补中益气汤加味。

党参15g	黄芪20g	白术12g	陈皮10g
升麻9g	柴胡10g	当归12g	肉苁蓉12g
枳实9g	云苓10g	桔梗6g	莱菔子15g
白芍15g	生甘草6g		

7剂,水煎服。

二诊(1997年11月3日):脘腹坠胀稍轻,大便仍干,手足欠温,精神不振,脉细缓,苔薄质淡,中气不足,难收速效,再拟补中益气汤加味。

党参15g	黄芪20g	白术12g	陈皮10g
升麻6g	柴胡10g	当归12g	香附10g
枳实20g	云苓12g	桔梗9g	生甘草6g

7剂,水煎服。

[编者按]

患者属中气不足,胃肠下垂,主症是脘腹部饭后坠胀,手足欠温,脉细缓,苔薄质淡。治疗用补中益气汤,加肉苁蓉是因大便偏干,加桔梗乃升举阳气作用。其中枳实一药乃胃下垂病人常用之药，一方面因为腹胀、便秘用之可导滞消食；另一方面，枳实可加强胃肠道肌肉张力，使之收缩有力，胃下垂容易恢复。此患者在服药同时又加强游泳锻炼，半年后胃下垂恢复正常。

四、背心痛

苏某,女,42岁。

初诊(2011年3月11日):背心疼痛1个月,吹风后明显,口干口苦,手足欠温,大便2~3天1次,偏干,脉弦,苔薄质正,肝郁气滞,太阳经脉感受风寒之邪所致,拟柴胡桂枝汤加味。

柴胡9g	黄芩9g	桂枝9g	芍药20g
香附9g	枳实15g	厚朴15g	青皮9g
丹参20g	防风9g	羌活9g	生姜5片
大枣3个	炙甘草6g		

14剂,水煎服。

二诊(2011年4月5日):背痛、口干、口苦明显减轻,大便正常,脉弦,苔薄质正。

柴胡9g	黄芩9g	桂枝9g	赤芍20g
香附9g	枳实15g	厚朴15g	丹参20g
丹皮9g	陈皮9g	川楝子9g	防风9g
生姜3片	大枣3个	炙甘草6g	

14剂,水煎服。

三诊(2011年4月22日):背痛已愈,因有乳腺增生病,改用疏肝理气、活血通络治其乳腺增生病。

[编者按]

当代名医秦伯未在《中医临证备要》中说:背痛牵连

心胸亦痛，病名"胸痹"，系胃痛证候之一。《素问·气穴论》云："背与心相控而痛，所治天突与十椎及上纪，上纪者胃脘也，下纪者关元也。"此案背心疼痛，恐为胃痛，其部位在胸中，口干口苦为少阳证之一，吹风后明显，乃表未解也，故用柴胡桂枝汤加味。原方去人参加丹参，为活血止痛，加香附、枳实、厚朴、青皮，既能理气止痛，又可导滞通便，又加羌活、防风是祛风之剂，药后即效。

五、恶心呕吐

张某,男,45岁。

初诊(2011年11月12日):因慢性胃炎住院治疗。主诉无明显诱因出现恶心呕吐1个月,进食油腻及辛辣刺激食物后多发。患糖尿病多年,仍在服降糖药物。苔薄腻,舌质淡红,脉弦滑。痰湿内蕴,胃气不降,故而上逆致呕恶。治疗以化痰利湿为主,佐以降气和胃。

陈皮9g	法半夏9g	茯苓12g	甘草5g
枳实9g	厚朴15g	佩兰12g	丁香5g
柿蒂6g	白术20g	鸡内金9g	生麦芽30g

7剂,水煎服。

二诊(2011年11月19日):药后恶心呕吐已止,纳谷增加,继续以香砂六君子汤调治,1个月而愈。

[编者按]

此系消化科住院病人,因饮食减少、时而恶心呕吐住院,苔薄腻,质淡红,脉弦滑。辨证属痰湿内阻,胃气不降而上逆。乐老用二陈汤燥湿化痰为主,加厚朴、佩兰芳香化湿,丁香、柿蒂温中降逆止呕,白术、鸡内金、生麦芽健脾助消化。用药合适,收效明显。

六、嗳 气

马某,女,42 岁,汉族。

初诊(2015 年 7 月 16 日):患者时时嗳气 1 年余,其他无明显不适,口干不苦,纳便正常,苔薄白,舌正常,脉细弦。

诊断:嗳气(中虚气逆型)。

治法:益气健脾为主。

党参 20g	白术 15g	云苓 12g	枳壳 6g
桔梗 6g	苏梗 6g	白芍 12g	丁香 6g
柿蒂 6g	生姜 3 片	大枣 4 枚	炙甘草 6g

7 剂,水煎服。

二诊(2015 年 9 月 17 日):患者嗳气频频,药后略有好转,口不干,大便正常,纳可,微有畏寒,脉细,苔薄质正,证属病久入肾,肾不纳气。

党参 20g	黄芪 24g	白术 20g	云苓 12g
香附 9g	陈皮 9g	砂仁 6g	丁香 6g
沉香 3g	炙九香虫 6g	巴戟天 12g	紫石英 20g
炙甘草 6g			

7 剂,水煎服。

三诊(2015 年 11 月 26 日):症状明显减轻,治守上方。

党参 20g	白术 15g	云苓 12g	陈皮 9g

法半夏 9g　　　乌贼骨 30g　旋覆花 9g^{包煎}　丁香 6g

柿蒂 6g　　　　炮姜 6g　　　炙甘草 6g

7 剂,水煎服。

[编者按]

《张氏医通》引《灵枢》云:"寒气客于胃,厥逆从下上散,复出于胃,故为噫。"噫气即为嗳气。名医秦伯未在《中医临证备要》中说:"嗳气常见于胃病及脾胃薄弱的患者,中焦气滞,胸膈胀满,嗳气始舒。"本案马某嗳气一年余,余无明显不适。乐老辨为脾虚、胃气上逆。叶天士说:"脾宜升则健,胃宜降则和。"此症属于虚中有实,故用四君子汤益气,桔梗、枳壳、苏梗舒畅中焦之气,丁香、柿蒂降气,生姜、大枣调和营卫。药后收效不明显。考虑病久入肾,乃加入巴戟天温补肾阳,沉香降气,炙九香虫除理气止痛外,也有补肾助阳作用。特别是紫石英,甘辛微温。《神农本草经》云:"主心腹咳逆邪气,补不足。"《名医别录》云:"主治上气心腹痛,寒热、邪气、结气,补心气不足。"足见紫石英对于脾胃虚弱引起的嗳气上逆有明显作用。三诊时在二诊方中加减变化而收功。

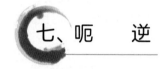

七、呃 逆

病案1

李某,女,71岁。

初诊(2016年3月30日):患者1年前因情志不遂,出现胸闷,继而呃逆发作,屡治效微。近1个月呃逆复发,面色晦黯,呃声不断,声音洪亮,胸胁满闷,口干口臭,恶心纳差,头晕目眩,舌质红有裂纹,苔薄黄根腻,脉弦滑数。

诊断:呃逆(肝郁化火,灼津成痰,痰瘀互结)。

治法:行气开郁,豁痰祛瘀,降逆止呃。

方药:丁香柿蒂汤合旋覆代赭汤加味。

丁香 10g	柿蒂 10g	半夏 10g	陈皮 10g
当归 10g	赤芍 15g	丹皮 10g	旋覆花 15g^{包煎}
代赭石 15g	炒栀子 10g	熟大黄 6g	

7剂,水煎服。

二诊(2016年4月6日):药后泄泻,一日2~3次,呃逆症减轻,但仍感胸腹胀痞塞,纳呆,头昏,治以原方加减。上方去大黄、代赭石,加白术 20g、茯苓 15g。7剂,水煎服。

三诊(2016年5月9日):药后呃逆基本治愈,且睡眠好转,但有时情绪急躁,呃逆有小发作,原方加香附 9g、郁金 10g、姜黄 9g,服7剂后病告痊愈。1个月后随访,无复发。

[编者按]

呃逆以气逆上冲，喉间呃呃有声，声短而频，令人不能自制为主症。呃逆的原因主要是由于胃气上逆，在临床上有虚实寒热之不同，治疗要辨证施治。

本案李某生气后引起呃逆发作，呃声洪亮，胸胁满闷，口干口臭，头晕目眩。辨证为肝郁化火，灼津成痰，痰瘀互结，上扰清窍所致。治疗用行气开郁，豁痰祛瘀，降逆止呃法。方用丁香柿蒂汤合旋覆代赭汤加味。由于旋覆花化痰散结，代赭石重镇降逆，用药看似对症，可能由于代赭石用量较大，加上又用栀子及熟大黄，致使泄泻，一日2~3次，余症改善不明显。二诊时去大黄与代赭石，加用白术、茯苓健脾利湿，收效明显。后在原方基础上加香附、郁金、姜黄，理气活血为主，病告痊愈。乐老指出，治疗呃逆不能一味重镇降逆，尤其是代赭石性苦寒，属重镇降逆药，重用会有损脾胃，故宜少用。

病案2

姜某，女，66岁。

初诊（2016年10月15日）：脘腹胀满，呃逆时作，纳谷衰少，精神困乏，脉细缓，苔白质暗红。

诊断：呃逆（脾胃气虚型）。

治法：健脾益气兼理气法。

党参20g	白术20g	云苓12g	香附9g
陈皮9g	砂仁6g	香橼皮9g	大腹皮15g
枳实15g	厚朴15g	公丁香6g	柿蒂6g

炙甘草 6g

7 剂, 水煎服。

二诊(2016 年 10 月 22 日): 药后脘腹胀满减轻, 呃逆偶尔发作, 纳谷仍少, 精神欠振, 脉舌如前, 治守前方。

党参 20g	白术 20g	云苓 12g	香附 9g
陈皮 9g	砂仁 6g	旋覆花 9g[包煎]	代赭石 15g
鸡内金 9g	厚朴 15g	炒麦芽 30g	枳壳 12g
生甘草 6g			

7 剂, 水煎服。

[编者按]

本案姜某之呃逆, 纳少, 精神困乏, 脉细缓, 纯属脾胃虚弱引起膈气上逆, 故用香砂六君子汤为主, 加上枳实、厚朴及丁香、柿蒂两对组药进行施治。因为健脾益气、理气开胃药作用明显, 旋覆花、代赭石小其量, 未出现损伤脾胃症状。

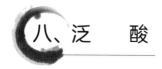

八、泛　酸

病案1

韩某,男,28岁。

初诊(2005年7月20日):2004年在某医院胃镜检查诊为慢性胃炎,未认真治疗。目前胃脘部不适,纳后减轻,泛酸颇多,时时口干,脉弦,苔薄质正。证属肝木犯胃,肝胃不和。拟疏肝清热、和胃健脾法。

柴胡 9g	黄芩 9g	吴茱萸 6g	法半夏 9g
瓜蒌 12g	云苓 12g	莲肉 12g	扁豆 15g
陈皮 9g	神曲 12g	瓦楞子 20g	炙甘草 6g

7剂,水煎服。

二诊(2005年7月27日):胃酸明显减少,胃脘部仍有不适,脉舌如前,治守上方加味。

柴胡 9g	黄芩 9g	陈皮 9g	枳壳 9g
厚朴 15g	瓦楞子 20g	乌贼骨 20g	神曲 12g
炒麦芽 15g	生甘草 6g		

7剂,水煎服。

三诊(2005年8月2日):药后胃酸已少,胃脘部舒适,纳谷增加,继以原方加减治之。

[编者按]

吐酸一证,《素问·至真要大论》云:"诸呕吐酸,暴注下迫,皆属于热。"临床分热证及寒证两类,而以热证居多。本案有胃酸多、胃脘部不适、口干纳少、脉弦等症,显系肝木偏旺、肝木犯胃之证。故用柴胡、黄芩、瓜蒌清热疏肝,陈皮、半夏、莲肉、扁豆、云苓和胃健脾,瓦楞子制酸,用吴茱萸是反佐意,既能温中止痛又能降逆止呕,止口中涎沫,故对胃酸多有一定作用。二诊时因症状减轻,在原方基础上去吴茱萸、半夏、莲肉、茯苓等,加上乌贼骨制酸、炒麦芽消导开胃,疗效更佳。乐老在治疗胃酸过多时往往瓦楞子与乌贼骨同用,用量在20~30g。

病案2

刘某,男,35岁。

初诊(2002年8月14日):1周来胸部灼热,时时泛酸,嗳气,口干欲饮,大便正常,脉弦,苔薄质红,肝热犯胃,胃气不降,拟方清热平肝、制酸和胃。

黄芩5g	黄连5g	半夏9g	陈皮9g
木蝴蝶5g	乌贼骨30g	瓦楞子30g	白及12g
白芍12g	生甘草6g		

7剂,水煎服。

二诊(2002年8月21日):药后胸部灼热已轻,泛酸也少,脉弦,苔薄质正,继守上方。

黄连5g	半夏9g	瓜蒌皮15g	陈皮9g
枳壳9g	厚朴15g	云苓12g	乌贼骨30g
瓦楞子30g	生牡蛎30g	神曲12g	鸡内金9g
生甘草6g			

7剂,水煎服。

三诊（2002 年 8 月 28 日）：胸部灼热已愈，泛酸也少，口干纳佳，舌脉如前。

黄连 5g	吴茱萸 5g	木蝴蝶 4g	枳壳 9g
厚朴 9g	云苓 12g	乌贼骨 30g	瓦楞子 30g
生牡蛎 30g	陈皮 9g	火麻仁 12g	天花粉 12g
生甘草 6g			

7 剂，水煎服。

[编者按]

本案泛酸也属肝热引起，而且热势较重，出现胸部灼热、口干、舌质偏红等症。故首诊用芩连苦寒清热泻火，陈皮、半夏和胃，乌贼骨、瓦楞子制酸，木蝴蝶也有疏肝理气作用，章次公曾多次用于胃痛患者。白芍柔肝，白及收敛止血，可能有预防出血作用。二诊时改用小陷胸汤（黄连、半夏、瓜蒌）加味，也收到很好效果。三诊时用左金丸加味，同一病症，不同方剂，功用大致相同，收到相同疗效。

九、嘈　杂

付某,男,40 岁。

初诊(2014 年 12 月 7 日):自觉胃脘部嘈杂伴反酸半年,有反流性食管炎病史。刻下每晚后半夜胃中嘈杂,前后心发热,白天胃脘部偶有隐痛,反酸,喜进热食软食,大便初硬后溏,小便可,睡眠欠宁,舌红苔薄白,舌体胖大边有齿痕,脉沉细。

诊断:嘈杂反酸(寒热夹杂型)。

治法:健脾益气,理气制酸法。

党参 30g	炒白术 12g	云苓 15g	砂仁 12g
黄芩 12g	山药 12g	小茴香 12g	木香 12g
枳壳 12g	厚朴 12g	乌贼骨 12g	瓦楞子 12g
白芍 15g	川楝子 12g	合欢皮 30g	

7 剂,水煎服。

二诊(2014 年 12 月 14 日):夜间胃中嘈杂、反酸好转,睡眠仍差,胃痛未止,口干喜热饮,大便略干,小便利,舌质红,苔薄白,脉沉细。治以上方加减。

党参 30g	炒白术 12g	云苓 15g	砂仁 12g
乌贼骨 12g	瓦楞子 12g	半夏 10g	陈皮 12g
厚朴 12g	川楝子 12g	小茴香 12g	木香 12g
高良姜 10g	酸枣仁 20g	柏子仁 12g	

7 剂,水煎服。

三诊(2014 年 12 月 21 日):药后夜间胃中嘈杂、反酸已少,白天脘痛也轻,睡眠好转,口干,大便偏稀,舌红苔少,边有齿痕,脉沉细。前方有效,再拟前法调治。

党参30g　　炒白术12g　茯苓15g　　陈皮15g

木香12g　　厚朴12g　　小茴香12g　吴茱萸10g

川楝子12g　丹参30g　　乌贼骨12g　瓦楞子12g

7剂,水煎服。

[编者按]

嘈杂是脘中饥嘈,或作或止。张景岳说:"其为病也,则腹中空空,若无一物,似饥非饥,似辣非辣,似痛非痛,而胸膈懊侬,莫可名状,或得食而暂止,或食已而复嘈,或兼恶心,而渐见胃脘作痛。"可谓描写颇详。关于反酸,又名吞酸,高鼓峰在《四明心法》中说:"凡为吞酸,尽属肝木曲直作酸也。河间主热,东垣主寒,毕竟东垣是言其因,河间言其化也。"嘈杂与反酸均是消化道常见症状,其由寒热夹杂所致。本案付某,每于后半夜胃中嘈杂,喜进热性食物,大便初硬后溏,是脾胃中有寒气;但前后心发热,时有反酸,偶尔胃痛,乃中焦有热;舌体胖大边有齿痕,舌苔薄白,脉沉细,乃脾胃气虚表现,病情虚实夹杂,乐老治用健脾益气、理气制酸法。党参、白术、山药益气健脾,枳壳、厚朴、小茴香、砂仁理气止痛,黄芩、木香乃香连丸意,寒热并用,治其嘈杂,乌贼骨、瓦楞子也是寒温并用可制酸,白芍柔肝,川楝子理气,合欢皮安神。药后嘈杂、反酸好转,但睡眠仍差,大便略干。乐老二诊时,在原方基础上去黄芩,加高良姜温中止痛,复加柏子仁润肠,酸枣仁安神。三诊时嘈杂、反酸已少,睡眠好转,故去酸枣仁、柏子仁,加吴茱萸温中止痛,暖脾降逆,使嘈杂、反酸能很快治愈。

十、烧　心

杨某,女,70岁。

初诊(2014 年 10 月 30 日):患者自觉烧心,背心亦热,已有一年。口干欲饮,舌尖灼热,腹胀,背部酸热而痛,纳可,舌苔薄,前半无苔,质偏红,脉细。

诊断:烧心(阴虚内热)。

治法:养阴清热。

方药:拟以青蒿鳖甲汤加减。

银柴胡 15g	青蒿 15g	地骨皮 12g	生地黄 20g
白芍 20g	丹皮 9g	枳壳 9g	陈皮 9g
薏苡仁 30g	砂仁 6g	山楂 15g	生甘草 6g

14 剂,水煎服。

二诊(2015 年 1 月 6 日):患者胃脘烧心已减,时有胃脘胀痛,口干欲饮,舌尖灼热,二便正常,苔薄白,舌质红,脉弦细,辨证如前,再用前方加减。

柴胡 6g	黄芩 9g	木蝴蝶 5g	丹参 20g
檀香 6g	砂仁 6g	扁豆 15g	枳壳 9g
厚朴 9g	百合 12g	乌药 9g	生甘草 6g

14 剂,水煎服。

三诊(2015 年 1 月 22 日):患者烧心减轻,口干也减,二便正常,舌质红,苔薄白,脉弦细。

上方加石斛 12g、麦冬 12g,继服 14 剂,每日 1 剂。

[编者按]

烧心乃患者自觉胸口发热，重者除胸口发热外还有背心亦热，乃至五心烦热。发热有外感发热、内伤发热两类。李东垣对此有详细辨证，见《内外伤辨惑论》一书。就内热言，主要有气虚发热、阴虚发热两类。气虚发热，治以补中益气汤；阴虚发热，治以养阴清热。本案之烧心，除胸口、背心发热外，还有口干欲饮，舌尖灼热，舌光剥质偏红等症，当属阴虚内热无疑，故用青蒿鳖甲汤加减。方用银柴胡、青蒿清热透邪，生地黄、白芍养阴，地骨皮、丹皮退虚热。因有腹胀，故用枳壳、陈皮、薏苡仁、砂仁等。其中薏苡仁、山楂除能健脾开胃外，也有退热作用，不过多用易伤阴。二诊时患者烧心已减，由于胃痛未愈，故加丹参饮，丹参、檀香、砂仁理气活血止痛，又加百合汤养阴理气，整个方剂仍是清热、养阴、理气、活血、开胃，用药对证，效果明显。

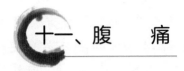

十一、腹痛

张某,女,43岁。

初诊(2002年9月19日):左下腹部隐痛一年余,时轻时重,经各种仪器检查无异常发现,子宫及附件(-),大小便正常,时有肠鸣胀气,排气后腹痛减轻,纳谷尚可,口不干,脉沉缓,苔薄质淡红。证属血虚寒气稽留,拟当归芍药散加味。

当归15g	白芍15g	川芎9g	白术15g
云苓12g	泽泻12g	艾叶6g	吴茱萸4.5g
小茴香4.5g	延胡索10g	炙甘草6g	

4剂,水煎服。

二诊(2002年9月24日):药后下腹隐痛明显好转,仅偶尔发作,大便偏软,日行一次,舌脉如前,治守上方加味。

当归15g	白芍15g	川芎9g	白术15g
云苓12g	泽泻12g	艾叶6g	吴茱萸5g
干姜6g	延胡索12g	炙甘草6g	

4剂,水煎服。

[编者按]

《金匮要略·妇人杂病脉证并治》篇云:"妇人腹中诸疾痛,当归芍药散主之。"该方主治妇人血虚兼有风湿侵袭引起的腹痛诸症。本案病人腹痛一年余,舌质淡,脉沉

缓,显系血虚之证,同时有肠鸣腹胀、排气后症减,说明系
风寒湿气内滞,故用当归、白芍、川芎养血活血,白术、云
苓、泽泻健脾利湿,艾叶、吴茱萸、小茴香温下焦寒湿,延
胡索止痛,甘草和中。

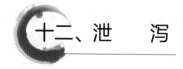

十二、泄　泻

病案 1

栾某,女,69 岁。

初诊(2015 年 5 月 14 日):半月前患"肛窦炎",经肛肠科处理后好转,目前仍有肛门隐隐不适,大便稀,每天 4~5 次,矢气多,口不干,疲乏气短,苔薄白,脉沉细缓。

中医诊断:泄泻(气虚下陷)。

治法:益气升陷固摄。

方药:张锡纯的升陷汤加减。

太子参 15g	炙黄芪 20g	白术 15g	升麻 6g
柴胡 6g	葛根 15g	桔梗 6g	地榆 15g
金樱子 15g	仙鹤草 15g	丹皮 9g	云苓 10g
生甘草 6g			

5 剂,水煎服。

二诊(2015 年 5 月 20 日):药后大便每日 1 次,仍不成形,纳后腹胀,胃脘部隐隐作痛,纳寐均可,苔薄白,舌质红,脉细缓,脾胃虚寒,中气下陷,治守上方加减。

党参 20g	炙黄芪 20g	白术 20g	陈皮 9g
当归 12g	白芍 12g	香附 9g	砂仁 6g
桔梗 6g	升麻 6g	柴胡 6g	干姜 4g
炙甘草 6g			

14 剂,水煎服。

三诊（2015年6月3日）：药后大便每日1次，仍不成形，纳后腹胀，胃脘部隐隐不适，纳寐尚可，舌质红，苔薄白，脉细缓。中医辨证同上，治守上方加味。

党参20g	生黄芪30g	白术20g	升麻6g
柴胡6g	桔梗6g	陈皮9g	芡实12g
金樱子15g	炮姜6g	木瓜12g	炙甘草6g

7剂，水煎服。

四诊（2015年6月10日）：药后诸症缓解，大便正常，已成形，日1次。原方继服7剂。

[编者按]

泄泻是由多种因素引起的，以大便次数增多和大便性状改变为特点的消化道疾病。一般排便每日超过2次，粪便不成形甚至水样便，持续时间超过2个月者为慢性泄泻。本案所载栾某纯属中气不足、气虚下陷所致泄泻，治疗用张锡纯的升陷汤加味。升陷汤主治胸中大气下陷、气短不足以息证。张氏所谓大气，实为胸中宗气，包括呼吸之气及脾胃之气。大气下陷故见大便稀，次数多，矢气多，肛门因下坠而不适，并有疲乏无力等症，治疗用升陷汤。升陷汤药仅五味，即黄芪补气、升气，"柴胡为少阳之药，能引大气之陷者自左上升。升麻为阳明之药，能引大气之陷者自右上升。桔梗为药中之舟楫，能载诸药之力上达胸中，故用之为向导也。"知母为反佐药，因其性偏寒，首诊时未用，而在原方基础上加太子参、白术益气健脾。葛根既能升阴气，又能升发清阳而止泻，复加地榆、金樱子、仙鹤草收敛止泻，丹皮凉血，云苓利湿，甘草和中。药后大便明显减少，但仍有腹胀腹痛。二诊时去地榆、金樱子、仙鹤草，复加当归、白芍养血和血，香附、砂仁理气，干姜温中散寒。药后腹胀腹痛又有减轻，惟大便仍不成形。三诊处方在升陷汤基础上加芡实、金樱子，此方又名水陆二仙丹，主治肾关不固、遗精带下等症，此方加味对于治疗肾虚、气虚下陷之泄泻有很好疗效。

病案2

董某，男，44岁。

初诊（1997年12月1日）：患者泄泻七八年，每天大便2~3次，多为稀溏便，今年秋季行胆囊炎手术后，泄泻增至每天4~5次，伴有腹胀。近日感冒，咳嗽痰多，稍觉口干，苔薄腻质正，脉滑。宿痰未除，又增外感，寒湿之邪侵袭肺胃，运化失职，拟藿香正气散加味。

藿香10g	紫苏叶10g	杏仁10g	半夏10g
桔梗10g	陈皮10g	云苓12g	干姜8g
白术12g	防风10g	黄芩6g	生甘草4g

4剂，水煎服。

二诊（1997年12月5日）：药后咳嗽减少，泄泻日行2~3次，腹胀减轻，纳谷稍增，舌脉如前，再拟前方加味。上方去黄芩、生甘草，加车前子15g、炙甘草6g。

7剂，水煎服。

[编者按]

藿香正气散治疗外感风寒、内伤寒湿所致胸闷腹胀、恶心呕吐、肠鸣泄泻诸症。本案既有腹胀泄泻，又有外感咳嗽等症。苔薄腻、脉滑均为伤湿症状，故用藿香正气散治疗。方中加少量黄芩，乃反佐意，恐辛温香燥之品过热，生甘草为调和诸药作用。药后症状改善明显，并无过热伤阴之象。二诊时去黄芩、生甘草，加车前子、炙甘草。车前子去湿可以止泻，炙甘草和中健脾。

病案3

张某，男，42岁。

初诊（1998年12月14日）：患者患高血压、糖尿病8年。去年胆囊炎手术后大便溏薄，日行7~8次，胸痛腹胀肠鸣，口干欲饮，脉弦滑，苔薄黄质红。曾自购中西药物治疗，未能收效。证属湿热蕴阻肠胃，拟葛根芩连汤加味。

葛根12g	黄芩10g	黄连6g	马齿苋15g
云苓12g	泽泻12g	木香8g	槟榔12g
车前子15g^{包煎}	陈皮10g	炒薏苡仁30g	石榴皮10g
生甘草6g			

7剂，水煎服。

二诊（1998年12月21日）：药后大便已成形，一日3~4次，腹痛减轻，仍有肠鸣腹胀，口干，纳谷尚可，苔少质红，脉弦滑，治守前方加减。

葛根12g	黄芩10g	黄连6g	云苓12g
泽泻12g	夏枯草12g	丹参15g	木香8g
槟榔12g	炒薏苡仁30g	车前子15g^{包煎}	石榴皮10g
生甘草6g			

7剂，水煎服。

三诊（1999 年 1 月 4 日）：药后大便成形，一日 1 次，但仍多软便，腹痛腹胀已轻，纳谷增加，脉舌如前，寒凉之剂不宜过量，改用半夏泻心汤收功。

黄芩 10g	黄连 5g	半夏 9g	炮姜 9g
党参 15g	扁豆 15g	云苓 12g	陈皮 9g
葛根 12g	石榴皮 10g	五味子 6g	炙甘草 6g

7 剂，水煎服。

[编者按]

患者泄泻日行 7~8 次，腹痛腹胀肠鸣，口干欲饮，脉弦滑，苔薄黄质红，此属湿热蕴阻肠胃，故选用《伤寒论》葛根芩连汤加味治疗。方中葛根既能解表又能祛里热，黄芩、黄连苦寒专清里热，燥湿以止泻；马齿苋清热解毒，用于湿热或热毒引起的泄泻或痢疾甚效；又加云苓、薏苡仁、泽泻淡渗利湿，木香、陈皮、车前子、槟榔行气利湿；为防止泄泻过频伤阴，故又加石榴皮涩肠止泻，甘草调和诸药。诸药配合得当，收到较好效果。7 剂药后，泄泻减为一日 3~4 次，腹痛已减轻，但仍有肠鸣、腹胀，二诊在原方基础上去马齿苋加夏枯草，去陈皮加丹参，作用基本相同。药后收效明显，大便基本成形，一日 1 次，但仍有软便，腹痛腹胀虽减未除。考虑寒凉之剂不宜过量，过量易伤阳气，影响脾胃生气，故改用半夏泻心汤，辛开苦降，寒热并用。此方既能清热散寒，又能益气健脾，既能祛邪又能扶正，疗效甚佳。

病案4

李某,女,17岁。

初诊(2002年7月28日):胃脘及脐腹部隐痛,大便稀溏,一日2次,口干口苦,脉弦,苔薄白质红,症已1周,此为上热下寒、寒热夹杂之证,治宜半夏泻心汤加味。

黄芩9g	黄连5g	半夏9g	炮姜6g
白术12g	云苓12g	香附9g	苏梗9g
陈皮9g	鸡内金9g	赤芍9g	炙甘草6g

7剂,水煎服。

二诊(2002年8月2日):胃脘隐痛已愈,脐腹部隐痛仍作,大便已趋正常,脉弦,苔薄质尖红,症情减轻,故拟连理汤加味。

党参20g	白术15g	云苓12g	黄连5g
丹参9g	益智仁9g	香附9g	陈皮9g
白芍12g	炙甘草6g		

7剂,水煎服。

三诊(2002年8月11日):脐腹部隐痛已愈,大便正常,脉弦细,苔薄质正,治守前方。7剂,水煎服。

[编者按]

本案出现寒热夹杂之症。上有口干口苦,下有大便稀薄,又有胃脘及脐腹部隐痛,此为中焦气机不利,故用《伤寒论》半夏泻心汤治疗。该方为辛开苦降甘调之剂。辛开者半夏、干姜,可辛温散寒;苦降者黄芩、黄连,苦寒泄热;甘调者人参、甘草、大枣,为补脾胃中虚而设。本案未用人参、大枣，而是用白术、云苓健脾，又加香附、苏梗、陈皮理气止痛，鸡内金消导，赤芍配甘草可缓急止痛。首诊见效，二诊时因病情虽然好转，但呈现脾胃虚寒而有虚火上炎（舌尖红是征兆）之象，故用连理汤加益智仁，温补脾肾之气兼清心火，药证相符，收到满意效果。

病案5

艾某，男，70岁。

初诊（1978年10月23日）：脾胃素虚，饮食衰少。近因进食油腻过多，大便溏薄，日行7~8次，无明显腹痛，但肛门有胀感，纳呆，不渴，畏寒，四肢欠温，疲乏无力，脉细弱，苔薄质淡红。脾肾阳虚，脾虚则纳少便溏，肾虚则畏寒、疲乏无力。治拟补益脾肾、温中祛寒，佐以固涩之品，用真人养脏汤加味。

党参20g	白术15g	云苓12g	炮姜9g
补骨脂9g	肉豆蔻6g	吴茱萸6g	五味子6g
罂粟壳9g	诃子肉6g	陈皮9g	炙甘草6g

4剂，水煎服。

二诊（1978年10月29日）：药后大便已成形，日行1~2次，纳谷增加，肛门胀痛也轻，精神振作，舌脉如前，原方去罂粟壳、诃子肉，加香附9g、肉桂3g。4剂，水煎服。

[编者按]

脾胃气虚，久必伤肾而成脾肾两虚之证。此案病人饮食衰少,大便溏薄,日行7~8次,为脾胃气虚明证,同时有畏寒,四肢欠温,疲乏无力,则为肾虚无疑。故用补益脾肾,温中祛寒法治疗。方用真人养脏汤加味,用四君子汤加炮姜健脾温中,又用四神汤温补肾阳,罂粟壳、诃子肉涩肠止泻,陈皮理气。因纯属虚寒泄泻,故不用当归、白芍。用药准确,药后见效。二诊时因泄泻已止,故去收涩药罂粟壳、诃子肉,加用香附、肉桂以收全功。

病案6

隋某,女,35岁。

初诊(1997年11月7日):脘腹胀痛1周余,纳后明显,纳谷不馨,精神疲乏,口不干,大便溏薄,日行2~3次,脉迟,苔薄质淡红。脾胃阳虚,寒邪凝滞于内,拟用理中汤加味。

党参20g	白术12g	云苓12g	陈皮10g
苏梗10g	木香8g	炮姜9g	甘松9g
白芍12g	炒麦芽15g	炙甘草6g	

6剂,水煎服。

二诊(1997年11月13日):药后脘腹胀痛明显减轻,纳谷稍增,大便已成形,一日1次,舌脉如前,继以原方加味,原方加黄芪15g,再服7剂,水煎服。

[编者按]

患者脘腹胀痛,大便溏薄,口无干渴,脉迟,为寒凝所致;纳谷乏味,疲乏无力,为脾胃阳气不振,故用理中汤加味,并加陈皮、苏梗、木香行气止痛,甘松理气止痛、开郁醒脾,麦芽可生胃气、消导开胃,芍药配甘草缓急止痛。由于用药合适,药后症减,二诊时加用黄芪,使益气健脾、温中止痛方更加完善。乐老在治胃痛药中善于用甘松。甘松又名甘松香,性味甘温,温而不热,甘而不滞,香而不燥,芳香能开脾郁,温通可以止痛,是一味难得的止痛开胃药。

十三、痢　疾

病案1

朱某,女,45岁。

初诊(2011年11月2日):患者反复出现大便稀薄并脓血便已5年,每日大便3~5次,便前左下腹隐痛,且有肠鸣辘辘,排便不畅,曾做乙状结肠镜检查诊断为乙状结肠溃疡性炎症。现面黄肌瘦,倦怠无力,胃纳不馨,舌质红,苔薄黄腻,脉细弱。中医辨证为脾胃虚弱,湿热内蕴。拟方以健脾和胃为主,佐以清热利湿,行气和血。

生黄芪30g	党参15g	白术15g	云苓12g
陈皮6g	木香6g	黄连6g	黄芩9g
黄柏9g	生薏苡仁15g	地榆炭15g	三七粉9g^{冲服}
白芍20g	生甘草6g		

7剂,水煎服。

二诊(2011年11月10日):药后大便每日1~2次,已基本成形,便血已少,但大便末端仍有黏液,腹痛、肠鸣已轻,舌淡苔薄白,脉细弱。

原方加山药15g、防风9g、马齿苋15g。14剂,水煎服。

症状进一步好转,再服14剂病愈。

[编者按]

溃疡性结肠炎相当于中医的痢疾。痢疾是以腹痛、里急后重、泻下赤白脓血为特征,本案症状基本存在。本病病因主要是湿热或疫毒蕴结于肠中而成。此患者病程已达五年,出现面黄肌瘦、倦乏无力、胃纳不馨等症,显示为脾胃虚弱、运化无力所致。但脓血便存在,且有腹痛、肠鸣等症。此又为湿热蕴阻肠道所致。治疗以健脾和胃为主,用四君子汤加黄芪益气健脾,陈皮、木香行气,又用黄连、黄芩、黄柏苦寒燥湿、清热解毒,三七、地榆、白芍凉血止血。服药7剂,大便基本成形,便血已少。但腹痛、肠鸣、黏液便未痊愈,故二诊时再加山药健脾,防风止痛,马齿苋清热解毒。服药二十余剂,病乃痊愈。

病案2

木某,男,45岁。

初诊(2001年10月17日):大便黏液便带血色,一日3~4次,已半个月。曾服诺氟沙星胶囊后便血已少,但仍多黏液便,便前腹痛,脉濡弦,舌淡红苔薄。此为脾阳不振,兼有湿热滞下注,大肠气机阻滞,传导失职,治拟连理汤加味。

党参20g	白术15g	云苓12g	制附子6g
炮姜9g	黄连6g	木香9g	陈皮9g
薏苡仁6g	诃子肉9g	白芍12g	炙甘草6g

7剂,水煎服。

二诊(2001年10月24日):大便已成形,无黏液便及血便,腹痛也愈,但仍有肠鸣,纳谷正常,脉舌如前,治以上方加味。

党参20g	白术15g	云苓12g	制附子6g
干姜9g	益智仁9g	砂仁6g	白芍20g
防风9g	甘松9g	炙甘草6g	

7剂,水煎服。

[编者按]

此案西医诊断为溃疡性结肠炎,中医诊为痢疾。中医痢疾分为湿热痢、疫毒痢、虚寒痢等多种。此案泻痢半个月,初为湿热滞所致,来诊时便血已少,主要是黏液便,伴有腹痛,脉濡弦,苔薄质润,辨证为虚寒痢,故用理中汤加黄连,即连理汤治疗。方用理中汤理中寒,黄连清热治痢,附子温阳散寒,木香、陈皮行气,白芍、甘草和血,所谓"行血则便脓自愈,调气则后重自除",此其谓也。二诊时去黄连,加益智仁助干姜、附子温肾固涩,又加甘松、砂仁温中开胃,防风、白芍疏肝止痛。药后痢疾已愈,大便成形,一日1次,继续带药调理。乐老对于脾肾阳虚所致泄泻、尿频及小儿口涎自流症,每用益智仁加诃子肉,见效明显。

十四、便　秘

病案 1

韩某，男，42 岁。

初诊（2000 年 4 月 21 日）：患者患精神抑郁症 2 年余，目前仍在治疗中，刻下便秘，大便 3~4 日一次，脘腹胀痛，纳谷欠馨，心烦失眠，情绪低落，口干口苦，苔白腻质正，脉弦滑。痰浊蕴阻胃肠，侵扰心神，以致便秘与失眠经久不愈，治疗化痰利湿通下为先。

胆南星 9g	枳实 12g	云苓 12g	陈皮 9g
法半夏 9g	旋覆花 9g^{包煎}	代赭石 20g	蔻仁 6g
木香 6g	槟榔 12g	制大黄 6g	

3 剂，水煎服。

二诊（2000 年 4 月 25 日）：药后大便日行 1 次，较爽快，腹胀减轻，纳谷欠馨，口干口苦，心烦，脉弦滑，苔白腻，治以原方加味。

胆南星 9g	枳实 12g	竹叶 9g	陈皮 9g
半夏 9g	云苓 12g	旋覆花 9g^{包煎}	代赭石 20g
蔻仁 6g	木香 9g	槟榔 12g	制大黄 6g

3 剂，水煎服。

三诊（2000 年 4 月 28 日）：药后大便正常，腹胀又轻，纳谷增加，心烦失眠依旧，苔薄腻质正，脉弦滑，继服原方并继续至精神病院治疗。

[编者按]

便秘因病因病机不同,可分热秘、气秘、虚秘、冷秘等四类,此案病人由于肝郁气结,气机壅滞,痰浊蕴阻,大肠传导不利,以致大便3~4日一次。治疗用化痰利湿通下法。化痰用半夏、南星,利湿用云苓、槟榔,通下用旋覆花、代赭石、制大黄,又加陈皮、木香行气,蔻仁芳香开胃,药后症减。二诊时加用竹叶清热除烦,便秘得以缓解。

病案 2

吴某,女,36 岁。

初诊(2005 年 7 月 12 日):自诉有慢性盆腔炎病史,经常小腹隐痛,大便秘结,3~5 日一次,矢气多,纳谷尚可,口干,脉弦滑,苔薄质红。证属少阳气结化火,大肠传导失职,治拟大柴胡汤加味。

柴胡 9g	黄芩 9g	白芍 12g	半夏 9g
枳实 15g	厚朴 15g	木香 5g	干姜 5g
白术 12g	制大黄 6g	火麻仁 15g	炙甘草 6g

7 剂,水煎服。

二诊(2005 年 7 月 19 日):药后大便正常,停药后大便又结,小腹痛已轻,口干,易饥饿,脉细弦,苔薄质正,治守原方。

柴胡 9g	黄芩 9g	白芍 12g	半夏 9g
枳实 15g	厚朴 15g	木香 5g	蒲公英 15g
火麻仁 15g	制大黄 6g	瓜蒌仁 12g	生甘草 6g

7 剂,水煎服。

[编者按]

大柴胡汤为仲景针对少阳兼阳明里实证的治疗而设。本案病人经常小腹隐痛，且有口干舌红，乃属少阳证。大便秘结，3~5日一次，此属阳明腑证。故用大柴胡汤治疗。方用柴胡、黄芩和解清热，大黄、枳实、厚朴乃小承气汤，可泻热通下，白芍可抑木扶土，加干姜少量并配合白术，健脾助运化，减少肠中之矢气，火麻仁润肠通便，甘草调和诸药。药后大便正常，停药后又便秘，故二诊时继用原方并加蒲公英清热解毒。因矢气已少，故去干姜、白术，复加瓜蒌仁清热化痰润肠。经二次治疗，便秘明显好转。

病案3

卢某，男，76岁。

初诊（2012年2月14日）：经常便秘，大便5~6日一次，干结如羊屎，心烦易怒，口干，口苦，睡眠不宁，脉弦滑，苔薄质红。证属肠胃燥热内结，传导失司，治拟增液承气汤通下。

金银花15g	连翘15g	竹叶9g	生地黄20g
玄参15g	麦冬12g	枳实15g	厚朴15g
全瓜蒌30g	制大黄9g	芒硝8g^冲	生甘草6g

7剂，水煎服。

二诊（2012年2月21日）：药后大便得解，全身轻松，诸症均减，原方去竹叶，加黄芩9g，继服7剂，水煎服。

[编者按]

经常便秘并现口干、口苦、心烦、易怒、失眠诸症,此为肠胃燥热内结,津液干枯,大肠传导失司,以致经常便秘。治疗用大承气汤清热结,泻燥实。惟恐药力不够,加金银花、连翘、竹叶清热解毒,生地黄、玄参、麦冬增液生津,全瓜蒌化痰润肠,生甘草和中。药后大便得解,全身轻松。二诊时去竹叶加黄芩,恐竹叶利尿,易伤津液,故用黄芩比较妥当。

十五、噎　膈

邢某,男,68 岁。

初诊(2014 年 3 月 26 日):发现食管癌 2 个月余,未进行手术治疗。目前进食困难,但能进少量流质饮食,进食时咽疼,口干,疲乏无力,睡眠不好,二便尚调,脉弦滑,苔薄黄,质暗红。

诊断:噎膈(气阴两虚,痰凝血瘀)。

治法:补气养阴,化痰散瘀。

黄芪 30g	太子参 15g	白术 15g	沙参 10g
生地黄 12g	女贞子 15g	枸杞子 15g	天冬 10g
夏枯草 15g	白花蛇舌草 15g	桔梗 10g	陈皮 10g
土茯苓 20g	生薏苡仁 20g	炒山楂 10g	炒神曲 10g
莪术 9g	当归 10g	炒麦芽 10g	肉桂 5g
生甘草 6g			

7 剂,水煎服。

二诊(2014 年 5 月 28 日):药后吞咽困难略有减轻,但进食量不多,仍诉口干、疲乏。年老体衰,患此疑难重症,恐难乐观从事。治守上方再进。

黄芪 30g	太子参 15g	白术 15g	沙参 10g
女贞子 15g	枸杞子 15g	当归 10g	陈皮 10g
金荞麦 20g	土茯苓 20g	生薏苡仁 20g	桔梗 10g

神曲 10g	山楂 10g	炒麦芽 10g	乌药 12g
莪术 9g	甘草 6g	肉桂 5g	

7 剂,水煎服。

三诊(2014 年 12 月 24 日):药后吞咽困难有所减轻。主诉进食顺利,进食量增加,口不渴,二便尚调,脉弦,苔薄质淡红。前方加减续服。

黄芪 30g	太子参 15g	白术 15g	山药 15g
沙参 10g	石斛 10g	女贞子 15g	当归 10g
赤芍 12g	土茯苓 20g	生薏苡仁 20g	莪术 9g
陈皮 10g	神曲 10g	炒山楂 10g	炒麦芽 10g
枳壳 10g	乌药 15g	肉桂 3g	甘草 6g

7 剂,水煎服。

[编者按]

噎膈的病因复杂,主要与七情内伤、酒食不节、久病年老有关,致使气、痰、瘀交阻,津气耗伤,胃失通降而成。

本病的治疗应根据本虚标实的程度,酌情处理。初期重在治本,宜滋阴润燥,或以补气温阳为主。本案系一食管癌病人,未进行手术治疗,进食困难,且有咽疼口干、疲乏无力等症。辨证属气阴两虚,痰凝血瘀,阻于食管所致。治疗用补气养阴、化痰散瘀法。方用黄芪、太子参、白术益气,沙参、生地黄、天冬、女贞子等滋阴,夏枯草、白花蛇舌草、土茯苓清热解毒、抗癌,陈皮、山楂祛痰,当归、莪术活血化瘀,神曲、麦芽消导开胃,肉桂引药下行,药后略收小效。毕竟年老体衰，患此疑难重症，难以速效。二诊时在原方基础上加用金荞麦，此药清热解毒，对咽喉肿痛有很好的疗效。三诊时吞咽困难有所好转，进食较前顺利，进食量有所增加。

十六、乳　痈

病案 1

李某，女，26 岁。

初诊（2015 年 1 月 13 日）：产后二十天，右乳房突然红肿疼痛，微寒，身热，口干，大便偏干，小便色黄，苔薄白质红，脉浮数。检查右乳房外上象限色红肿胀，压痛明显，但未见波动。

诊断：乳痈（外邪束于表，胃热瘀结于里）。

治法：疏邪清热，活血化瘀通乳。

蒲公英 24g	金银花 15g	连翘 10g	全瓜蒌 24g
制乳香 10g	制没药 10g	半枝莲 15g	丹参 30g
王不留行 15g	路路通 9g	生甘草 6g	

7 剂，水煎服。

二诊（2015 年 1 月 21 日）：服药 7 剂，右乳房肿痛大为改善，寒热已退，纳便如常，脉舌如前，治守原方。原方加新疆贝母 10g。7 剂，水煎服。

三诊（2015 年 1 月 30 日）：右乳肿痛已消，余无不适，再服原方 5 剂，巩固疗效。

[编者按]

乳痈相当于西医学的妇女乳房部位出现的急性化脓性、感染性疾病，一般以产后妇女哺乳未满月时多发，中医称外吹乳痈。发病原因主要是乳汁蓄积，导致气血乖连,乳络失宣,乳汁郁久化热酿毒,进而腐肉成脓。《圣济总录》说:"新产之人,乳脉正行,若不自乳儿,乳汁蓄结,气血蕴积,即为乳痈。"

本案病人产后二十天,右乳房突然红肿疼痛,微寒身热,显系外受风邪,加上口干,大便偏干,小便色黄,苔薄白质红,脉浮数。证由外邪束于表,胃热瘀结于里,乳络不通,气血蕴结而成乳房红肿热痛之势。治疗用清热解毒、活血通络为主。方用金银花、连翘、蒲公英、半枝莲清热解毒,乳香、没药、丹参、王不留行、路路通活血化瘀通乳,全瓜蒌除能清肺化痰、润肠通便外,与蒲公英、乳香、没药同用对乳痈肿痛有很好疗效。由于用药准且狠,服药7剂后乳房肿痛大为改善,寒热退,大便通,复查时又加用新疆贝母,清热化痰,散结消肿,收到意想不到的效果。三诊时乳房肿痛已消退,继续服药5剂而痊愈。中医对急性乳痈,提倡早诊断、早治疗。

病案2

孙某,女,24岁。

初诊(2007年11月8日):产后2个月,患急性乳腺炎已10日。曾在某医院注射青霉素5日后,乳房红肿有所减轻,但昨日起又发热至39.7℃。检查双乳外侧焮红肿胀,按之较硬,有触痛,但尚无波动,口渴欲饮,大便不利。脉弦数,苔薄腻质红。证属乳痈,由热毒炽盛、乳络不通所致。拟方清热解毒、活血通络。

金银花30g　　蒲公英30g　　半枝莲15g　石膏30g

黄芩 9g	生薏苡仁 30g	丹参 30g	枳实 15g
厚朴 15g	王不留行 15g	路路通 9g	生甘草 6g

5 剂，水煎服。

同时静脉滴注头孢菌素，每次 4g，每日 2 次；外敷金黄膏，每日 2 次。

二诊（2007 年 11 月 12 日）：药后乳房红肿减轻，肿块有缩小趋势，身热已退，稍有咳嗽，脉舌如前。热毒有消退之势，肺气不宣，故见咳嗽。治疗以清热解毒为主，佐以宣肺止咳。

金银花 20g	连翘 15g	蒲公英 20g	杏仁 10g
桔梗 9g	炙枇杷叶 9g	丹参 15g	桃仁 15g
全瓜蒌 30g	薏苡仁 30g	枳实 15g	路路通 9g
穿山甲 9g	生甘草 6g		

5 剂，水煎服。

三诊（2007 年 11 月 16 日）：左乳肿势已轻，红色已淡，但右乳肿势虽轻，皮色暗红，外上象限近乳头处皮肤变软，有波动感，经切开排除脓液及乳汁，并用纱布条引流，外敷金黄膏，嘱每日换药 1 次，脉弦滑，苔薄腻。中医拟原方加味。

金银花 30g	连翘 15g	蒲公英 30g	败酱草 30g
生地黄 20g	当归 12g	赤芍 30g	穿山甲 9g
皂角刺 9g	王不留行 15g	陈皮 9g	生薏苡仁 30g
生麦芽 30g	生甘草 6g		

7 剂，水煎服。

四诊（2007 年 11 月 28 日）：上方连续服用 12 剂后，乳房肿块渐消，右乳溃疡疮口已敛，双乳乳汁仍多，嘱其继续给婴儿哺乳，并注意乳房卫生，防病复发。

[编者按]

急性乳腺炎中医称为乳痈，其病因中医认为是产后乳汁蓄积，乳络不通，乳汁郁久化热酿脓而成。治疗早期宜用瓜蒌牛蒡汤，主要作用是祛邪解毒、行气通络。本案患者发病后先用抗生素（青霉素）5日，疗效不满意，乃请中医会诊。当时患者双乳红肿热痛明显，且有口干、大便不利等症。辨证属热毒炽盛，乳络不通，予清热解毒活血通络法。药用金银花、蒲公英、半枝莲、黄芩、生石膏清热解毒为主，丹参、王不留行、路路通活血通络，枳实、厚朴消滞通便，薏苡仁清热利湿，甘草和中。药后乳房肿块明显缩小，发热已退，稍有咳嗽，治疗继用银翘、蒲公英清热解毒，丹参、桃仁、路路通活血通络，杏仁、桔梗宣肺止咳，枳实、瓜蒌化痰祛湿，穿山甲为活血通经要药。中医认为穿山甲对痈肿初起未成脓者可消散，已化脓者可破溃，配合皂角刺作用更大。三诊时由于右乳肿块处局部已有波动感，断定脓已熟，及时切开排脓。在中医内服外敷治疗下，12日脓尽疮口收敛，病已痊愈。

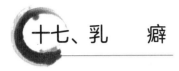

十七、乳　癖

病案 1

刘某，女，48 岁。

初诊（2016 年 4 月 1 日）：既往有乳腺增生病史，现双乳胀痛 1 周，心情不悦，口干纳少，月经 2 个月未来潮，苔薄黄，舌淡红，脉细弦。

诊断：月经不调；乳癖。

辨证：肝气郁结，气滞血瘀。

治法：疏肝理气，活血化瘀。

柴胡 9g	黄芩 9g	丹皮 9g	生地黄 20g
当归 14g	赤芍 15g	川芎 15g	桃仁 12g
泽兰 12g	益母草 30g	路路通 9g	生甘草 6g

10 剂，水煎服。

二诊（2016 年 4 月 17 日）：服药 1 周后月经来潮，经量中等，有少量血块，乳房胀痛已轻，心烦依旧，口干欲饮，夜寐欠宁。检查双乳外上象限处有数枚小结节，质中等，推之活动。B 超复查，仍为乳腺增生。辨证同前，再用疏肝理气、活血软坚方。

柴胡 9g	黄芩 9g	法半夏 9g	丹参 20g
远志 6g	石菖蒲 9g	夏枯草 9g	新疆贝母 9g
海蛤壳 15g	生牡蛎 30g	海藻 15g	莪术 9g
生甘草 6g			

7剂,水煎服。

三诊(2016年4月22日):药后乳房胀痛减轻,情绪好转,睡眠尚宁,脉舌如前。治守前方加味。

柴胡9g	黄芩9g	法半夏9g	香附9g
郁金15g	延胡索15g	川楝子9g	夏枯草9g
桃仁12g	生牡蛎30g	海藻15g	姜黄9g
新疆贝母9g	生甘草6g		

7剂,水煎服。

[编者按]

本案患者既有月经不调,又有经前乳房胀痛,情志不遂,口干纳少。辨证属肝气郁结,气滞血瘀,治疗用疏肝理气、活血化瘀法。方用桃红四物汤加减。方中柴胡、黄芩清肝热,四物汤养阴活血,桃仁、泽兰、益母草活血化瘀通经。路路通辛苦平,既能祛风湿、通经络,又能通血滞,治疗乳汁不通、乳房胀痛等症。用药1周后月经来潮,乳房胀痛也减轻。二诊时主要用柴胡、黄芩、夏枯草疏肝清热散结,石菖蒲、远志化痰、开窍、宁神,新疆贝母、海蛤壳化痰,丹参、莪术活血,生牡蛎、海藻、生甘草消痰软坚而散结。值得一提的是,根据本草十八反,海藻与甘草是相反的一对,不能同时施用。然而这二药同用,不但没有毒副作用,而且祛痰软坚作用更明显。

病案2

陈某,女,25岁。

初诊(2015年2月28日):患者2011年右乳纤维瘤摘

除,但患乳腺增生 4 年,经前乳房胀痛,平时怕冷,月经提前 1 周来潮,量多色黑,纳谷不馨,时有腹胀,大便不利,脉细弦,苔薄舌质红。

诊断:乳癖(冲任不调,气滞血瘀)。

治法:调摄冲任,行气化瘀。

方药:二仙汤加减。

仙茅 9g	淫羊藿 9g	鹿角霜 9g	肉苁蓉 15g
火麻仁 15g	全瓜蒌 30g	香附 9g	枳实 15g
厚朴 15g	桃仁 12g	泽兰 12g	益母草 20g
皂角刺 9g	生牡蛎 40g	海藻 15g	生甘草 6g

14 剂,水煎服。

二诊(2015 年 3 月 13 日):经前乳房胀痛,经事提前来潮,量少色深红,少腹胀,口干,怕冷,脉细弦,苔薄质正。治守原方。

仙茅 9g	淫羊藿 9g	鹿角霜 9g	菟丝子 12g
肉苁蓉 15g	全瓜蒌 30g	香附 9g	枳实 15g
厚朴 15g	泽兰 12g	益母草 20g	皂角刺 9g
生牡蛎 40g	海藻 15g	生甘草 6g	

14 剂,水煎服。

三诊(2014 年 3 月 27 日):药后乳房胀痛明显减轻,月经量增加,色暗红,腹胀亦轻,畏寒已不明显,舌脉同前,治守原方。

[编者按]

本案患者患乳腺增生 4 年,经前乳房胀痛,平时怕冷,月经提前,量多色黑,辨证属督脉阳虚,冲任不调,气滞血瘀,治疗用调摄冲任的二仙汤加减。乳腺增生与冲任不调

的关系，早在宋代的《圣济总录》就提出冲任不和可以是
本病发病的病理基础。近代上海外科名家颜伯华教授根
据多年的临床经验，提出了冲任失调与肝气郁滞共同致病
的观点，得到广大中医同仁的认可。由于冲任之气血，上
行为乳，下行为水，而督脉为诸脉之总督，阳生阴长，督脉
与冲任关系十分密切。二仙汤原是治疗妇女更年期、高血
压的验方。药用仙茅、淫羊藿、巴戟天温补肾阳，当归养
血活血，知母、黄柏滋阴降火。近年来此方广泛用于妇科
多种病症，本案用仙茅、淫羊藿、鹿角霜温补肾阳，肉苁蓉
温肾阳而补精血，火麻仁、瓜蒌养血润肠，香附、枳实、厚
朴理气润肠通便，桃仁、泽兰、益母草活血化瘀，皂角刺活
血消肿，生牡蛎、海藻、生甘草化痰软坚散结。经过半月
的治疗，乳房胀痛明显好转，月经量增加，腹胀减轻，畏寒
已不明显。说明用温补督脉、调摄冲任药有效，继续此法
调理，可望痊愈。

病案 3

葛某，女，32 岁。

初诊（2009 年 7 月 14 日）：月经提前 1 周来潮，量少
经行不畅，经前乳房胀痛，腰酸腿困，畏寒，脉细，苔薄质
淡红。检查双乳外上象限可触及多枚颗粒状结节，活动度
好，有触痛。B 超检查为双乳腺增生。证属冲任不调，乳
脉失养，兼有气滞血瘀之象。拟用二仙汤加味。

仙茅 9g	淫羊藿 9g	鹿角霜 12g	香附 9g
郁金 15g	青皮 9g	桃仁 12g	泽兰 12g

生地黄 20g　　　丹参 20g　　　杜仲 12g　　　桑寄生 12g

炙甘草 6g

14 剂，水煎服。

二诊（2009 年 7 月 31 日）：经前乳房肿痛已轻，此月月经延后 1 日来潮，量不多，色尚红，畏寒，口干不渴，脉细，苔薄质淡红，治守上方加味。

仙茅 6g　　　淫羊藿 9g　　生地黄 20g　　当归 12g

赤芍 15g　　　川芎 9g　　　桃仁 12g　　　泽兰 12g

香附 9g　　　枳壳 9g　　　青皮 9g　　　生牡蛎 30g

炙甘草 6g

10 剂，水煎服。

三诊（2009 年 8 月 10 日）：经前乳房胀痛明显减轻，腰酸也轻微，月经未到期，脉舌如前，继用前方。

仙茅 9g　　　淫羊藿 9g　　鹿角霜 12g　　香附 9g

郁金 15g　　　青皮 9g　　　桃仁 12g　　　泽兰 12g

生地黄 20g　　川续断 12g　桑寄生 12g　　生牡蛎 30g

海藻 15g　　　炙甘草 6g

14 剂，水煎服。

四诊（2009 年 8 月 29 日）：经前乳房胀痛未作，月经延后 2 日来潮，色红，量增加，腰酸也愈，脉缓细，苔薄质正，继用上方调治。

[编者按]

《疡医大全》引明代医家陈实功语曰："乳癖乃乳中结核，形如丸卵，或坠垂作痛，或不痛，皮色不变，其核随喜怒消长……"临床上乳腺增生病及乳房纤维瘤均称乳癖，二者形状相似，性质有所区别，治疗方法也不同。对于乳腺增生病临床分为两类：一类属于冲任不调引起，一类属于肝气郁结引起。冲任之气血，上行为乳，下行为月水。女子经事由冲任所主，乳房与胞宫通过冲任之脉的联系而上下连通。所以，冲任功能的变化直接影响着乳房与胞宫的生理变化。本案患者月经向来提前1周来潮，而且量少，经行不畅，且有腰酸腿困畏寒等症，属冲任亏虚，血虚乳脉失养。但同时经前乳房胀痛，双乳可触及颗粒状结节多枚，此为气滞血瘀之症。故治疗用仙茅、淫羊藿、鹿角霜温补督脉，香附、郁金、青皮疏肝理气，桃仁、泽兰、丹参活血化瘀，生地黄滋阴养血，杜仲、桑寄生补肝肾，甘草和中。药后经前乳痛逐渐减轻，月经准时来潮，经量增加，腰酸腿困也好转。经治疗2个月，症状消失，病情明显好转。

病案4

未某，女，45岁。

初诊（2000年2月1日）：患乳腺增生病多年。每于经前乳房胀痛，尤其在情绪不佳时明显，月经期提前2日，量尚可，色深红，有少量血块，口干且苦，心情急躁，脉细弦，苔薄质红。证属肝气郁结，气滞血瘀，痰瘀凝结乳络。B超检查为双乳腺增生症。治疗疏肝理气、和营通络。

柴胡9g	黄芩9g	知母9g	当归12g
白芍15g	香附9g	郁金15g	青皮9g
新疆贝母9g	生牡蛎40g	川楝子9g	生甘草6g

7剂，水煎服。

二诊(2000年2月25日):经前乳房胀痛明显减轻,月经时间及经量已正常,口干不苦,心情愉快,脉弦滑,苔薄质正,治守上方。

柴胡9g	枳壳9g	郁金12g	青皮9g
当归12g	赤芍15g	桃仁12g	泽兰12g
生牡蛎40g	海藻12g	新疆贝母9g	川楝子9g

7剂,水煎服。

三诊(2000年3月29日):经前乳房胀痛已愈,经期两眼干涩,腰酸腿困,口干欲饮,脉弦,苔薄质红,肝肾阴亏,双目及腰腿失养,治守上方加减。

柴胡9g	当归12g	赤白芍^各15g	决明子15g
丹参15g	枳壳9g	青皮6g	桑寄生12g
生牡蛎30g	海藻12g	昆布12g	生甘草6g

7剂,水煎服。

四诊(2000年4月26日):经前乳房胀痛未作,双眼干涩也轻,腰酸腿困也减,月经运行正常,脉弦,苔薄质正,再拟疏肝养血、软坚散结法。

柴胡9g	当归12g	白芍12g	赤芍15g
桃仁12g	丹参15g	青皮9g	枳壳6g
生牡蛎30g	新疆贝母9g	昆布12g	桑寄生12g

7剂,水煎服。

[编者按]

肝气郁结引起乳腺增生者比较多见。女子以肝为先天,情志易波动,或忧郁不舒,或急躁而怒,均可导致肝气郁结,气滞血瘀,乳络瘀阻而成结块。此患者经前乳房胀痛已多年,与情志关系密切,且有口干、口苦等症。治疗用疏肝理气、和营通络法。方用柴胡、黄芩、知母疏肝清热,香附、郁金、青皮理气,当归、白芍活血,新疆贝母化痰散结,生牡蛎软坚,川楝子理气止痛,生甘草和中。药后乳房胀痛逐渐减轻,月经来潮也正常。

总结乐师治疗乳腺增生症常用药物有:

肾阳不振,冲任不调者,常用仙茅、淫羊藿、鹿角霜、巴戟天等。

疏肝清热,常用柴胡、黄芩、知母,或加夏枯草,或加蒲公英等。

理气药常用香附、郁金、青皮或枳壳、川楝子等。

活血化瘀药常用桃仁、泽兰、当归、赤芍,或加红花,或加益母草等。

软坚散结药常用生牡蛎、新疆贝母、海藻、昆布等。

其他为漏芦、路路通、荔枝核、桂枝、茯苓,可随证选用。

另外,贝母有浙贝母与川贝母之分,浙贝母苦寒,宣肺化痰止咳;川贝母苦甘微寒,偏于清肺散结止咳,且有润肺作用。乐老认为新疆贝母(又名伊贝母)性味、功用同川贝母,似乎比川贝母功效更强,能"清热润肺、化痰止咳、散结消痈",故乐老对乳中结核常用之。

十八、胁　痛

鲁某,男,56岁。

初诊(2015年7月13日):3日来突然发热,体温38.5℃,右胁疼痛颇剧,口干纳少,大便稍干,曾去某医院检查血白细胞9.5×10^9/L,诊断为急性胆囊炎。院方要求手术治疗,因惧怕手术,故来我院门诊求治。脉浮弦滑,苔薄白质红。

诊断:胁痛(肝胆湿热蕴结)。

治则:清利肝胆湿热。

方药:

柴胡9g	黄芩9g	金银花30g	蒲公英30g
丹参30g	赤芍20g	丹皮12g	枳实15g
厚朴15g	延胡索30g	青皮9g	生甘草6g

3剂,水煎服。

二诊(2015年7月17日):药后身热已退,右胁痛已轻,纳谷增加,大便通利,脉舌如前,前方有效,继服前方4剂。

[编者按]

本案鲁某因发热、右胁疼痛,在某医院诊断为急性胆囊炎,因惧怕手术而来我院门诊。乐老辨证为湿热蕴结肝胆,气机阻滞,故胁痛颇剧,湿热生火故身热。值此急腹症之际,当用清利肝胆湿热之法。方用黄芩、金银花、蒲公英清热解毒,丹参、赤芍、丹皮活血凉血,枳实、厚朴、延胡索、青皮理气通滞止痛,柴胡引入肝经。全方疏肝、清热、理气、活血,配合恰当,收效明显,仅服3剂,身热已退,胁痛已轻,再服4剂而告治愈。

十九、黄　疸

病案1

周某,男,46岁。

初诊(2008年3月30日):主诉目黄、皮肤发黄、小便黄1星期。1周来患者家人突然发现其眼睛发黄,皮肤发黄,小便颜色发黄,并且疲乏无力,纳谷减少,皮肤瘙痒,大便偏干,日行1次,遂来门诊就诊。苔薄腻,舌质红,脉弦滑。门诊检查肝功能:总胆红素76.2μmol/L,直接胆红素34.6μmol/L,谷丙转氨酶567U/L,谷草转氨酶479U/L。既往有乙肝病史。中医诊断:黄疸、阳黄(湿热熏蒸)。西医诊断:急性乙型肝炎。处方:茵陈蒿汤加减。

茵陈30g	炒山栀9g	黄柏9g	虎杖15g
生地黄20g	丹参30g	赤芍30g	桃仁15g
云苓15g	泽泻15g	猪苓15g	车前子20g
生甘草6g			

7剂,水煎服。

二诊(2008年4月7日):目黄、身黄略减,皮肤瘙痒,口干,纳增,大便不干,小便仍黄,苔薄舌质红,脉弦。治守前方。

茵陈60g	炒山栀9g	黄柏9g	虎杖15g
丹参30g	桃仁15g	泽兰15g	云苓15g

泽泻15g　　　地肤子15g　　白鲜皮12g　　车前子15g

7剂,水煎服。

三诊(2008年4月14日):目黄、身黄减轻,皮肤瘙痒消失,口干减轻,精神好转,舌脉同前。复查肝功能:总胆红素45.2μmol/L,直接胆红素29.6μmol/L,谷丙转氨酶126.5U/L,谷草转氨酶87.1U/L。以上方加砂仁6g,再服14剂。

[编者按]

急性黄疸性肝炎一般属于中医"阳黄"范畴,而急性无黄疸性肝炎和慢性肝炎多属于中医"肝胆湿热""胁痛""腹胀""癥积"等范畴。

本案肝炎属于急性肝炎,也可以说是慢性乙肝急性发作。主要症状是目黄、皮肤发黄、尿黄,同时皮肤瘙痒,纳谷减少,疲乏无力,大便偏干,舌苔薄腻质红,脉弦滑。辨证为湿热疫毒蕴阻肝胆,熏蒸肌肤,治疗用茵陈蒿汤加减。方用茵陈清热利湿退黄,山栀、黄柏清热解毒,虎杖苦寒,清热解毒,利湿退黄,活血化瘀。对于湿热所致肝炎、胆囊炎、黄疸,虎杖是一味主药。方中又有丹参、赤芍、桃仁等活血化瘀药,云苓、猪苓、泽泻、车前子等利湿药,使湿热之邪从下而解。二诊时由于退黄效果甚微,方中茵陈加至60g,又加白鲜皮、地肤子,二药对湿热引起的瘙痒有很好疗效。三诊时皮肤瘙痒消失,黄疸已退大半,纳谷增加,精神大振,继以原方加味而收功。

病案2

郭某,女,25岁。

初诊(2004年5月26日)：以急性黄疸伴发热2日入院。刻下目黄、身黄、小溲色黄，恶心、呕吐，纳差，疲乏，大便干结，脉弦滑数，苔薄黄质红。实验室检查转氨酶和胆红素明显升高，凝血酶原时间延长，腹部B超无明显异常。西医诊断：急性黄疸性肝炎，西药用复方甘草酸单胺注射液等药静脉滴注，同时请乐老中医会诊。

中医诊断：急黄(湿热疫毒蕴蒸)。

治疗原则：清热利湿解毒，方以茵陈蒿汤加味。

茵陈蒿30g	焦栀子9g	生大黄3g	党参15g
生黄芪30g	白术12g	猪苓12g	泽泻15g
车前子15g	当归9g	生地黄15g	水牛角15g
蚤休15g	白花蛇舌草15g		生甘草6g

7剂，水煎服。

二诊(2004年6月2日)：药后恶心、呕吐、纳差明显好转，复查转氨酶、胆红素显著下降，脉舌如前，治守上方。上方去泽泻，加硝石6g^{分冲}、矾石6g^{分冲}、威灵仙15g、鸡内金9g、赤芍15g，再服7剂，水煎服。

三诊(2004年6月8日)：恶心呕吐已止，纳谷增加，皮肤黄疸已淡，大便偏稀，日行1~2次，脉舌如前，原方去水牛角、生地黄、大黄，其他药不变。再服7剂，水煎服。

四诊(2004年6月15日)：纳佳，身黄、小便黄已退，目黄已淡，脉弦滑，苔薄质正。原方去硝石、矾石、蚤休、白花蛇舌草，加山楂15g、五味子9g。再服7剂，水煎服。

五诊(2004年6月22日)：身黄目黄已退，检查转氨酶等指标已正常，纳谷馨，大便正常。同意出院休息，中药带原方7剂。

[编者按]

此案为急性黄疸性肝炎病例。发病 2 日入院，有目黄、身黄、尿黄、发热、口干、大便干结等急性热证，辨为湿热疫毒蕴阻。治疗以茵陈蒿汤加味，实际是加味四苓汤加车前子以利湿，另用白花蛇舌草清热解毒、利湿抗癌。白花蛇舌草在北京、广西等地多用于治疗肝炎。蚤休又名草河车，功能清热解毒，消肿凉肝定痛。此药民国初期医家张山雷言其可清解肝胆之郁热，亦能退肿消痰、利水去湿。乐师对于急性肝炎，除用板蓝根、大青叶外，往往用白花蛇舌草配蚤休治疗急慢性肝炎，有一定疗效。另外，水牛角是犀牛角的代用品，取其清热凉血解毒功用。考虑到患者已有恶心呕吐、疲乏、纳呆等脾虚症状，故又用党参、黄芪、白术等健脾和胃。患者大便干结，故用生地黄、当归、生大黄润肠通下。服药 7 剂后，症状减轻，乃于原方去泽泻，加硝石矾石散。此为《金匮要略》方，原为治疗黄疸而设。主要功用：一是燥湿化浊化瘀；一是清热泄满敛虚。二药同用一则可使湿热之邪从膀胱而下，一则使瘀热从大肠排泄，故为湿热瘀阻之肝胆疾病常用方剂之一。配合茵陈蒿汤使用，可使湿热消退更快，黄疸能快速痊愈。此病人用药 20 余剂竟得康复。

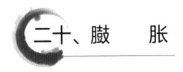

二十、臌　胀

病案1

杨某,女,46岁。

初诊(2015年9月17日):患乙肝二十余年,近半年反复腹胀,纳谷减少,肝区隐痛,头晕乏力,牙龈渗血,大便溏稀,小便短少,面色晦暗,后颈部有蜘蛛痣,肝掌明显。B超显示:肝脏明显缩小,门静脉增宽,肝硬化,脾大,腹水。肝功能提示:总蛋白68g/L,白蛋白21g/L,谷丙转氨酶62U/L,谷草转氨酶48U/L,总胆红素68μmol/L。舌暗红,舌边有瘀斑,苔少,脉沉细。

中医诊断:臌胀。西医诊断:肝硬化腹水。本病在肝脾两脏,肝郁气滞血瘀,瘀血阻络,故有肝掌、蜘蛛痣及牙龈渗血症状,脾虚运化失职,故见纳少、腹胀、便溏、腹水等症。治法:疏肝健脾,活血行气利水。

柴胡15g	郁金12g	木香9g	陈皮15g
丹参15g	泽兰15g	泽泻20g	焦山楂30g
楮实子12g	路路通12g	茯苓皮30g	大腹皮12g
白术15g	荔枝核20g	生姜6g	

7剂,水煎服。

二诊(2015年9月24日):腹胀稍减,尿量增加,余症变化不大,舌暗红,舌边有瘀斑,苔薄白,脉沉细。药后微见小效,恐药力不足,继续前进。

上方加杏仁20g、葶苈子15g。7剂，水煎服。

三诊（2015年10月7日）：腹胀减轻，尿量增加，肝区仍有隐痛，纳谷增加，仍疲乏无力，大便稀溏，牙龈渗血，舌暗红，苔薄白，脉细。前方虽见小效，但病属正虚邪实，扶正之力不足，难获显效。

黄芪50g	白术15g	楮实子12g	枸杞子20g
陈皮15g	荔枝核20g	延胡索10g	柴胡15g
丹参30g	郁金15g	木香9g	山楂30g
泽兰15g	泽泻20g	当归12g	三七粉3g^{冲服}

7剂，水煎服。

四诊（2015年10月16日）：右胁隐痛明显缓解，乏力减轻，纳谷增加，大便仍稀，牙龈渗血已止，舌暗红，苔白，脉细，湿邪渐去，正虚未复，治守前方。原方再服7剂。

五诊（2015年10月25日）：患者乏力、胁痛基本缓解，仍有疲劳，饮食正常，大便稀，舌暗红苔白，脉细。B超复查：肝硬化，门静脉高压，腹水已消除。病情已稳定，正虚瘀阻之象仍未改变，中药继续调治。上方加砂仁10g，再服15剂。

[编者按]

肝硬化是许多慢性肝脏疾病的晚期阶段，是肝脏慢性、弥漫性、进行性的病变，而肝硬化腹水是肝硬化常见并发症。肝硬化腹水中医称臌胀，其中又分气臌、水臌、血臌、虫臌等，而以水臌为多见。中医认为形成臌胀的原因首先是肝脾不调。由于肝郁气滞，脾虚不能运化水湿，使水湿内停。病久肝病及肾，出现肾阳不足或肾阴亏虚，肾之气化无力，使臌胀病情加重。所以臌胀的病理与肝、脾、肾三脏有密切关系。

乐老所治杨某，患乙肝二十余年，近半年来出现腹胀、纳少、肝区隐痛，头晕乏力，大便稀溏，且有蜘蛛痣、肝掌、牙龈渗血等症。辨病在肝脾，肝郁气滞血瘀，故有一系列瘀血症状，又有脾虚、运化失健症状。治疗用疏肝健脾、活血行血利水法，用药后收效不大。二诊时在原方基础上加杏仁宣肺，葶苈利水，药后尿量增加，其他症状改善仍不明显。三诊时加用黄芪、配合白术益气健脾，另加楮实子、配伍枸杞子补肾利水。已故国医大师朱良春对楮实子情有独钟，他认为楮实子为虚劳及老弱患者之要药，乃利水而不伤阴之妙品。他常用楮实子配菟丝子作为治疗肝硬化腹水的药对。因我院无菟丝子而改用枸杞子代替。药后病情有很大改善。患者坚持治疗一个月，腹水消退，其他症状也有好转。

病案2

李某，男，52岁。

初诊（1999年3月17日）：患者1987年曾患乙肝，治疗1个月后症状好转。2个月前出现疲乏，肝区不适，腹胀纳呆而收住院。半个月来腹部胀满明显，皮肤、巩膜黄染，四肢困乏，肝功能异常。B超报告：肝内弥漫性病变，肝硬化（失代偿期）并有腹水，腹围为108cm。除用西药外，请乐老会诊。

患者腹部胀满如鼓，皮肤、巩膜黄染，烦躁口渴，渴不欲饮，纳差，夜寐尚可，大便正常，舌质红，苔薄黄，脉弦。

证属湿热蕴阻,先拟清热利湿、泻水通下方。

茵陈 30g	炒山栀 10g	秦艽 10g	丹参 20g
生地黄 15g	赤芍 20g	云苓 15g	枳实 12g
木香 9g	泽泻 15g	制大黄 3g	葶苈子 10g

12 剂,水煎服。

二诊(1999 年 3 月 29 日):患者精神尚振,面部皮肤黄疸明显消退,巩膜黄染依旧,腹部胀满减轻,腹围减为84cm,苔薄白质红,脉弦,继拟上方加味。

茵陈 30g	炒山栀 10g	葶苈子 10g	制大黄 3g
防己 12g	川椒目 3g	丹参 30g	丹皮 12g
赤芍 30g	云苓 15g	泽泻 15g	炙鳖甲 15g
白茅根 15g			

15 剂,水煎服。

三诊(1999 年 4 月 30 日):上方加减治疗 1 个月,黄疸基本消退,腹胀明显减轻,但腹水退而未净(腹围 79cm),口干纳佳,舌脉如前。血象检查,除血红蛋白偏低外,其他肝功能基本正常。因患者家居住较远,要求带药回家治疗,中医用攻补兼施法。

补方:

生熟地各20g	山药 15g	山茱萸 12g	炙鳖甲 20g
当归 12g	白芍 12g	丹参 15g	云苓 10g
生甘草 6g			

攻方:

柴胡 12g	赤芍 15g	枳实 12g	防己 12g
葶苈子 12g	大黄 10g	茵陈 20g	云苓 15g
生甘草 6g			

嘱上述二方每日交替服用,并合理营养,继续休息,坚持治疗,定时复查。

[编者按]

此案病人由慢性肝炎(乙肝)转为肝硬化,并出现腹水,中医称臌胀,辨证属湿热蕴阻型,用清热利湿、泻水通下法,服药12剂后症状减轻,腹水减少。二诊时在原方基础上加用川椒目、防己而成己椒苈黄汤加味。《金匮要略·痰饮咳嗽病脉证并治》云:"腹满,口舌干燥,此肠间有水气,己椒苈黄丸主之。"针对水湿停留中焦,气化不利,出现腹满、口渴、烦躁等症,用防己利水,葶苈子泻水,大黄荡涤胃肠积滞。因水为阴邪,非温药不易化,故用川椒目温化水湿,加上茯苓、泽泻、茵陈等药,使腹水逐渐温化下行,腹满得消。此案说明经方己椒苈黄丸在腹水治疗中有一定作用,值得研究。

病案3

张某,女,52岁。

初诊(2005年8月2日):以腹胀伴双下肢水肿2周入院,住院后经B超检查显示:肝硬化,脾肿大,腹部中量腹水,胆囊继发改变。刻诊:腹部臌胀,纳差,双下肢轻度水肿,双脚温度偏低,舌暗红,苔薄白腻,脉滑尺部无力。辨证为脾阳不振,水湿内停,予苓桂术甘汤加味。

茯苓30g	桂枝9g	白术15g	炙甘草6g
黄芪30g	苍术9g	干姜6g	泽泻12g
陈皮9g	半夏9g	芦根10g	车前子20g

5剂，水煎服。

二诊（2005年8月8日）：药后腹胀减轻，纳谷增加，双下肢水肿已轻，但仍感双脚欠温，两脉尺部弱，此为脾虚及肾，肾阳不振，水湿停留，拟金匮肾气丸加味。

制附子6g	桂枝6g	熟地黄15g	山药24g
山茱萸12g	泽泻12g	茯苓20g	丹皮9g
鸡内金9g	生山楂12g	砂仁6g	车前子15g

14剂，水煎服。

三诊（2005年8月24日）：药后腹胀已愈，纳谷增加，下肢水肿亦消，双脚冰凉已轻，苔薄白，质淡红，脉来濡弱。脾胃阳气渐振，运化始健，继拟益气健脾、活血软坚方以善后。

[**编者按**]

此为肝硬化腹水病人，除腹部胀满（腹水）下肢水肿外，两脚温度欠温，舌苔白腻，脉尺部无力，纳差。辨证为脾阳不振，用苓桂术甘汤加黄芪益气利水，干姜温中散寒，苍术、泽泻利水湿。药后症状减轻，二诊时考虑两脚依然冰凉，辨证不仅是脾阳虚，已转肾阳虚，乃改为金匮肾气丸加味。金匮肾气丸乃张仲景治疗肾阳虚衰水湿停留之名方，乐老抓住病人两足冰凉、脉尺部无力两个特征，用金匮肾气汤治疗，服药14剂，取得明显效果。

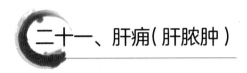

二十一、肝痈(肝脓肿)

吴某,女,60 岁。

初诊(2012 年 7 月 6 日):右胁隐痛 20 天,发病时身热,右胁疼痛颇剧,伴有恶心呕吐。当时在某医院住院,经 B 超检查,发现肝右叶实质内见一范围为 64mm×63mm 的中低回声结节,考虑为肝脓肿。经大量抗生素治疗,并在右胁肝区抽取脓液,未能抽出。1 周后发热已退,但右胁痛未减,遂来我院门诊。查脉弦滑,苔薄腻质正,此为湿热毒邪蕴阻肝区,热盛肉腐,逆于肉里,故成肝痈,治以清热解毒利湿。

蒲公英 30g	紫花地丁 15g	半枝莲 15g	蚤休 15g
败酱草 30g	红藤 30g	丹参 20g	赤芍 20g
青皮 9g	生薏苡仁 30g	桔梗 9g	生甘草 6g

5 剂,水煎服。

二诊(2012 年 7 月 11 日):右胁疼痛减轻,但时有抽痛,体检发现腹软,右上腹近肋缘处有明显压痛,肝区叩击痛(+),口干,二便正常,脉细弦,苔黄浊腻,质淡红,治以前方加味。

蒲公英 30g	紫花地丁 15g	败酱草 30g	蚤休 15g
红藤 30g	丹参 20g	半夏 9g	厚朴 9g
枳实 9g	赤芍 10g	陈皮 9g	茯苓 12g
生甘草 6g			

5剂,水煎服。

三诊(2012年7月16日):右胁疼痛又减,间歇时间延长,纳可,大便通利,苔浊腻,质淡红,脉细弦,证属湿热瘀毒内阻,再拟清热解毒、祛浊排瘀法。

蒲公英30g	紫花地丁20g	半枝莲15g	蚤休15g
半夏10g	厚朴5g	薏苡仁30g	桔梗9g
蔻仁6g	红藤30g	赤芍30g	皂角刺30g
莪术9g	生甘草3g		

7剂,水煎服。

四诊(2012年7月23日):右胁痛已基本控制,辨证用药同上。

五诊(2012年7月24日):B超复查肝右叶实质内见一范围为48mm×47mm的中低回声结节,边界清楚,内部可见点状回声增强,表示肝脓肿正在缩小。主诉右胁痛已愈,活动自如,纳便正常,口干,疲乏无力,舌淡红,苔灰白腻,脉细。湿热瘀毒未清,正气不足,拟益气健脾、活血利湿法。

黄芪24g	土茯苓30g	白术20g	丹参20g
薏苡仁30g	桂枝6g	半夏9g	厚朴15g
枳壳9g	佩兰15g	皂角刺15g	生甘草6g

7剂,水煎服。

六诊(2012年8月21日):B超复查肝右叶实质内见一类圆形无回声区,范围约28mm×27mm,区内透声欠佳,现颗粒样中低回声,说明肝脓肿又有缩小,纳便正常,无明显不适,因家居异地,要求带药回家治疗,上方14剂带回。

七诊（2012年9月7日）：B超复查，肝右叶实质内见一类圆形极低回声区，范围约13mm×15mm，自觉症状消失，纳便均佳，再拟原方加减带回调理。

生黄芪30g	党参20g	制附子12g	桂枝9g
败酱草20g	红藤20g	云苓12g	半夏9g
厚朴12g	皂角刺30g	香附9g	桔梗6g
生甘草6g			

7剂，水煎服。

[编者按]

肝痈是肝脏生疮形成的脓肿。它的临床特征是：寒战高热，肝区疼痛，肝脏肿大，有明显钝痛和叩击痛。西医学称为肝脓肿，临床分细菌性肝脓肿和阿米巴肝脓肿两种。治疗主要用大量抗生素静脉滴注，中医对此病也有一定疗效，特别是用西药疗效不明显时，更应从中医中药中寻找新的治法。

乐老对中医外科有一定基础，故治疗本病取得一定疗效。在治疗中，本病分两个阶段：首诊至四诊，属于急性期，辨证属湿热毒邪蕴阻肝区，热胜肉腐已成脓肿，治疗用清热解毒利湿为主，方选中医外科七星剑方中的蒲公英、紫花地丁、半枝莲、蚤休，加败酱草、红藤清热解毒，丹参、赤芍活血凉血，生薏苡仁、桔梗排脓，青皮引入肝经，生甘草和中。药后右胁疼痛明显减轻，后来消失，其他症状也得到改善，B超复查肝脓肿有所缩小。在第五诊以后，病情已转入恢复期。病人胁痛消失，纳便如常。惟觉疲乏无力，舌质淡红，苔灰白腻，脉细，辨证为湿热瘀毒未清，正气不足，故用益气健脾、活血利湿法。方用黄芪、土茯苓、白术健脾扶正,丹参活血,薏苡仁、半夏、厚朴、佩兰祛湿以排脓,皂角刺活血以透脓。继服2次后,症状又见好转;七诊时用参芪扶正,附子、桂枝温阳散结,仍用败酱草、红藤活血解毒,半夏、厚朴、皂角刺、桔梗渗湿排脓。此方实际上是张仲景《金匮要略》治疗肠痈的薏苡附子败酱散的变化方,对于肠痈或肝痈,在慢性恢复期均可选用。

二十二、唇　风

任某,男,20 岁。

初诊(2010 年 2 月 14 日):上下口唇多处破溃,时流黄水,口干口苦,口有异味。此病自幼发作,已有十多年,每于夏秋季节加重。曾经治疗过,未能获效。舌质红,苔厚腻,脉濡数。脾胃湿热化火上升,熏于口唇,治拟苦寒燥湿佐以养阴。

黄连 6g	黄柏 9g	黄芩 9g	生石膏 30g
竹叶 9g	天花粉 12g	生地黄 12g	玄参 12g
赤芍 12g	肉桂 2g	生甘草 6g	

7 剂,水煎服。

二诊(2010 年 2 月 21 日):上下口唇溃烂之势已得缓解,治守原方。原方中石膏改 15g,另加沙参 12g。7 剂,水煎服。

三诊(2010 年 2 月 28 日):口唇溃烂转愈,口干口苦已轻,大便偏稀,日行 1 次,苔薄质红,脉细数,原方去石膏,加白术 15g、云苓 15g、人中白 6g。7 剂,水煎服。

四诊(2010 年 3 月 8 日):口唇溃烂已愈,大便正常,嘱再服上方 7 剂以巩固疗效。

[编者按]

唇风好发于上下口唇,以局部红肿、痛痒、干燥、溃破后流黄色液体为特征,相当于西医学的剥脱性唇炎。中医认为"口唇者,脾之官也",由于脾胃积热,热盛而化火,上熏于唇,外受风邪侵袭而成。乐老用三黄石膏汤加味,疏散风邪,清热润燥,疗效满意。

二十三、痤疮

病案1

张某，女，22岁。

初诊（2002年8月14日）：面部痤疮多发，背部也有发作，色红有头而痛，月经行经不畅，色暗红，有少量血块，现近月经期，乳房胀痛及腹痛隐隐，口干，大便正常，脉弦，苔薄质红。肝郁化热，肺热熏蒸，瘀血阻滞，拟方清热理气、活血通经。

金银花15g	连翘15g	黄柏9g	生地黄15g
当归12g	赤芍15g	香附9g	郁金12g
青皮9g	枳壳9g	路路通9g	益母草12g

7剂，水煎服。

二诊（2002年8月21日）：经事已净，面部及背部痤疮渐退，口干，大便3日未行，脉细弦，苔薄质红。原方既效，再拟清热利湿通腑法。

金银花12g	连翘12g	黄芩9g	生山栀9g
云苓9g	泽泻9g	生薏苡仁20g	陈皮9g
枳实15g	厚朴15g	生大黄9g	生甘草6g

7剂，水煎服。

三诊（2002年8月28日）：面部痤疮已愈，口干，大便

2 日一行,脉弦细,苔薄质正,治守原方。

金银花 12g	连翘 12g	蒲公英 30g	丹参 20g
赤芍 10g	生地黄 15g	丹皮 9g	枳壳 9g
厚朴 9g	云苓 9g	泽泻 9g	制大黄 5g
生甘草 6g			

7 剂,水煎服。

[编者按]

痤疮为西医病名,是一种毛囊皮脂腺的炎症性皮肤病,中医名肺风粉刺,由肺经血热而成。中医分肺经血热、肠胃湿热、肺虚痰热等型。本案由于肝气郁结、气滞血瘀,加上肺热与血瘀相结而成。治疗首诊用清热解毒及理气活血法,药后月经正常运行,痤疮症轻。二诊时用清热解毒及利湿通腑法,收效明显。

病案 2

许某,女,30 岁。

初诊(2016 年 6 月 25 日):颜面部痤疮多发,口干欲饮,纳佳,大便不利,舌红绛,苔薄黄,脉弦滑。

中医诊断:痤疮(阴虚火旺,热毒蕴发于面部)。

治法:滋阴降火,清利湿热之毒。

方药:知柏地黄汤加味。

知母 9g	黄柏 9g	蒲公英 20g	生地黄 20g
山药 15g	山茱萸 9g	丹参 20g	赤芍 15g

丹皮 9g　　　云苓 12g　　　枳实 15g　　　厚朴 12g

生甘草 6g

14 剂，水煎服。

二诊（2016 年 7 月 10 日）：药后痤疮渐愈。刻下睡眠不宁，大便不利，时时汗出，脉细弦，苔薄质红，热毒已清，呈阴液不足、汗液不固之象。拟方益阴固汗。

桑叶 9g　　　五味子 9g　　　生地黄 24g　　　山药 20g

合欢皮 15g　　夜交藤 15g　　远志 6g　　　　全瓜蒌 30g

枳实 15g　　　厚朴 15g　　　煅龙牡^各30g　　生甘草 6g

7 剂，水煎服。

服药后汗出渐少，夜寐转安，大便正常，继以原方巩固疗效。

[编者按]

《医宗金鉴》言肺风粉刺："此证由肺经血热而成。每发于面鼻，起碎疙瘩，形如黍屑，色赤肿痛，破出白粉汁，日久皆成白屑，形如黍米白屑。"本病的治疗以清热凉血或清热化湿通腑为主，也有以滋阴降火、清利湿热而收效。本案许某颜面部痤疮多发，口干欲饮，大便不利，辨证属阴虚火旺，热毒蕴发于上，故用滋阴降火、清利湿热法。方用知母、黄柏滋阴降火，蒲公英清热解毒，生地黄、山药、山茱萸养肝脾肾之阴，丹参、赤芍、丹皮活血凉血，云苓利湿，枳实、厚朴通腑。全方服药半个月，面部痤疮竟逐渐消退。二诊时由于睡眠不宁，大便不利，时时汗出，属阴液不足、汗液不固之象，乃用桑叶、五味子、生地黄、山药,对阴虚汗出很有效。再用全瓜蒌、枳实、厚朴润肠通便,合欢皮、夜交藤、远志、煅龙牡宁心安神。服药后汗出已少,夜寐安宁,大便已通利。

二十四、黄 褐 斑

高某,女,37岁。

初诊(2002年8月28日):今年五月开始面部起黄褐斑,以两脸颊为主,月经推后1周始行,色暗红有血块,口干,大便干结,数日一行,脉细弦,苔薄质正,瘀血阻滞,经脉不利,拟疏风活血、化瘀通积滞。

蝉蜕 6g	僵蚕 9g	姜黄 9g	桃仁 12g
泽兰 12g	香附 9g	枳实 15g	厚朴 15g
益母草 20g	王不留行 15g		晚蚕沙 15g
皂角子 9g			

7剂,水煎服。

二诊(2002年9月5日):药后面部褐色斑如前,大便正常,口干不多饮,脉细弦,苔薄质正,治以上方加减。

蝉蜕 6g	僵蚕 9g	姜黄 9g	生地黄 20g
当归 14g	赤芍 15g	桃仁 12g	红花 9g
三棱 9g	莪术 9g	刘寄奴 15g	益母草 20g

7剂,水煎服。

三诊(2002年9月12日):月经已来潮,量少色暗红,面部褐色斑减退,大便正常,脉细弦,苔薄质红,再拟疏散风热、活血化瘀。

蝉蜕 6g	僵蚕 9g	姜黄 9g	桃仁 12g
生地黄 20g	泽兰 12g	香附 9g	赤芍 15g

白蒺藜 9g　　　白芷 9g　　　生甘草 6g

7剂,水煎服。

四诊(2002年9月19日):面部褐色斑减轻,后用此方加减调理1个月而愈。

[**编者按**]

黄褐斑是一种面部的色素沉着病,其特征为黄褐色斑片,分布于面部,以青年女性多发。中医分为肝郁内热、脾胃不足、气滞血瘀、脾虚湿热四型。本案乐老辨为气滞血瘀加上风热上蕴,治疗用升降散散风热。香附、枳实、厚朴理气;桃仁、泽兰、王不留行、益母草活血化瘀;晚蚕沙可祛风胜湿,皂角子可消痰通便,二药共用可使湿浊之邪从下而解。二诊时大便已通利,故去皂角子及晚蚕沙,加上三棱、莪术,这样活血化瘀力更强,使月经来潮。后继用疏散风热兼活血化瘀法,调治一月有余,黄褐斑竟愈。

二十五、荨麻疹（瘾疹）

病案1

蒋某，男，47岁。

初诊（2000年3月17日）：荨麻疹发作1月余，无明显诱因，天热时易发作。发时周身起风团，色红，瘙痒难忍，口干，汗多，纳便均调，脉细弦，苔薄质红。风热之邪侵袭肌肤，营卫不和，邪热外不透达，内不得疏泄所致。治拟辛凉解表法。

桑叶10g	菊花10g	连翘15g	豨莶草12g
苦参10g	防风10g	丹参15g	赤芍15g
云苓12g	陈皮9g	白鲜皮12g	地肤子15g
生甘草6g			

6剂，水煎服。

二诊（2000年3月23日）：荨麻疹发作已少，瘙痒亦轻，汗出不多，大便日行2次，偏稀，纳谷尚可，脉细弦，苔薄质正。再拟上方加减。

桑叶9g	防风10g	豨莶草12g	生地黄18g
赤芍15g	丹皮10g	白鲜皮12g	云苓12g
陈皮9g	炒薏苡仁30g	地肤子15g	生甘草6g

6剂，水煎服。

三诊（2000年3月30日）：荨麻疹发作已少，瘙痒轻作，大便日行1次，脉舌如前。继以上方调理而愈。

[编者按]

荨麻疹系西医病名,中医称瘾疹、风疹等。它是一种常见的过敏性皮肤病,以发无定处,来去迅速,瘙痒无度,消退后不留痕迹为其特点。中医分风寒型、风热型、风湿型、脾胃型等多种类型。本例病人天热时易发,口干汗多,脉细弦,舌质红,显系风热型。故用桑叶、菊花、连翘、防风散风热;苦参、云苓祛湿,丹参、赤芍活血凉血;豨莶草除祛风湿以外,还能治风疹瘙痒,尤其善治头部湿痒;白鲜皮与地肤子同用可清利下焦湿热而止痒。由于用药合适,服药6剂即收效。但因药物偏凉,药后患者大便次数一天增至2次,偏稀。二诊时去连翘、苦参、丹参,加用生地黄、丹皮、炒薏苡仁后,大便稀已止,荨麻疹发作减少,直到痊愈。

病案2

马某,男,13岁。

初诊(2016年7月3日):昨日开始背部皮肤突然出现红色风团样皮疹,瘙痒不堪,口干口苦,大便偏稀,日行2次,脉细弦,苔薄质红。

中医诊断:瘾疹(肝胆湿热蕴发)。

治法:清利肝胆湿热。

方药:龙胆泻肝汤加减。

龙胆草6g	黄芩6g	青蒿9g	苦参9g
扁豆15g	滑石15g	薏苡仁30g	草薢15g
陈皮9g	白鲜皮15g	地肤子15g	生甘草3g

7剂,水煎服。

二诊（2016 年 7 月 15 日）：背部皮疹渐减，瘙痒亦轻，口干不苦，大便已成形，一日 2 次，脉细缓，苔薄质红。治守原方加减。

龙胆草 6g	黄芩 6g	苦参 9g	炒山栀 9g
夏枯草 9g	玄参 12g	赤芍 15g	丹皮 10g
陈皮 9g	白鲜皮 15g	地肤子 15g	生甘草 3g

7 剂，水煎服。

三诊（2016 年 7 月 22 日）：症状明显好转，原方再服 7 剂，巩固疗效。

[编者按]

风疹，中医又名瘾疹，西医学称荨麻疹。是一种以风团状时隐时现为主的瘙痒性过敏性皮肤病，由于它发无定处，忽起忽退，瘙痒不堪，给病人造成很大痛苦，治疗亦颇感棘手。究其原因，中医认为由于人体禀性不耐或过敏所致，可因食物、药物、生物制品、花粉、羽毛、昆虫叮咬而发病，也可因精神紧张、内分泌失调、外感风寒、风热、日光、机械刺激等因素而诱发，病因复杂。中医治法众多，有用桂枝汤、消风散、防风通圣散、犀角地黄汤、桃仁四物汤加减治疗，疗效可嘉。这里一例，乐老用龙胆泻肝汤加味，也取得较好效果。方用龙胆草、黄芩、青蒿清泄肝胆之热，苦参苦寒，清热燥湿，祛风止痒，对皮肤瘙痒有效，白鲜皮、地肤子均能清热解毒，除湿止痒，二药配合对皮肤瘙痒症有很好效果。由于患者大便偏稀，故用扁豆、滑石、薏苡仁、萆薢清热健脾利湿，利小便而实大便也。药后收效明显，大便已成形，背部皮疹减少，瘙痒亦轻。三诊时用前方略做调整即可。

二十六、蛇 窜 疮

卢某，女，69岁。

初诊（2015年7月10日）：右胁背疼痛1周余，曾经某医院皮肤科诊为带状疱疹。经西医治疗，带状疱疹已轻，但疼痛未减，局部仍有散在红疹少许，胃脘闷热，纳后腹胀，右肘关节疼痛，苔薄白，舌质红，脉弦滑。

诊断：蛇窜疮（肝胃湿热蕴发）。

治法：清利肝胃湿热。

方药：龙胆泻肝汤加减。

龙胆草9g	柴胡9g	黄芩9g	法半夏9g
香附9g	赤芍15g	丹参20g	红花9g
瓜蒌15g	桂枝9g	砂仁6g	陈皮9g
生姜4片	大枣4枚	生甘草6g	

7剂，水煎服。

二诊（2015年7月17日）：药后右胁疼痛减轻，腹胀也减，胃脘闷热仍有，口干，大便偏干，苔薄白质红，脉弦滑。前药虽有小效，但因香燥之品伤阴，宜加强清利之剂以祛邪务尽。

龙胆草9g	柴胡9g	黄芩9g	瓜蒌15g
桂枝6g	赤芍15g	丹参20g	红花9g
姜黄15g	制乳香9g	制没药9g	枳实15g
厚朴15g	生甘草6g		

7剂,水煎服。

三诊(2015年7月24日):右胁疼痛已轻,胃脘闷热也减,大便正常。近日怕风,汗出较多,口干,脉细缓,苔薄质正。治守原方,加玉屏风散继服。

炙黄芪20g	白术15g	防风9g	龙胆草9g
柴胡9g	黄芩9g	桂枝6g	赤芍15g
丹参20g	红花9g	瓜蒌15g	枳实15g
厚朴15g	姜黄15g	制乳没^各9g	生甘草6g

7剂,水煎服。

后随访,蛇串疮已愈,胁痛也除。

[编者按]

蛇串疮是一种急性疱疹性皮肤病,西医学称带状疱疹。《医宗金鉴·外科心法要诀》认为:"有干湿不同,红黄之异,皆如累累珠形。干者色红赤,此属肝心二经风火,治宜龙胆泻肝汤;湿者色黄白……此属脾肺二经湿热,治宜除湿胃苓汤。"

本例患带状疱疹1周余,经西药治疗疱疹已退一半,但疼痛未减,且有胃脘闷热、纳后腹胀、右肘关节疼痛等症。辨证属于肝、胃湿热蕴发,先用龙胆泻肝汤治疗。方用龙胆草、柴胡、黄芩清肝经之热,香附、半夏理气除湿,丹参、赤芍活血,瓜蒌、红花对带状疱疹可以活血止痛,桂枝、砂仁、陈皮、生姜、大枣可以开胃消胀。然药后右胁疼痛虽减,但胃脘闷热依旧,大便偏干,考虑是用药有不妥之处,因为是肝胃实热之证,用桂枝、砂仁、香附、陈皮、生姜、大枣等香燥之品,易伤胃阴,以致口干,大便偏干,胃脘闷热未减。二诊时仍用柴胡、黄芩清肝热,瓜蒌、枳实、厚朴润肠通便，丹参、赤芍、红花、姜黄、制乳没活血止痛，桂枝少量可以发表。药后收效明显，右胁隐痛及胃脘闷热大减。三诊时因有怕风，又加玉屏风散，收到很好效果。

二十七、舌　木

吴某,女,42岁。

初诊(2015年6月18日):自觉舌头发木,口干口苦,坐卧不安,胃脘部时而发热,时而发凉,纳谷衰少,疲乏无力,二便正常,舌红苔白腻,脉细弦。

诊断:舌木(痰热交阻)。

治法:清热化痰。

方药如下:

黄连6g	肉桂4g	胆南星9g	法半夏9g
橘红12g	白术15g	厚朴15g	枳壳12g
云苓12g	砂仁6g	甘草6g	

7剂,水煎服。

二诊(2015年6月25日):药后舌木诸症减轻,但纳谷仍少,苔白腻已变薄,脉如前。上方既效,不予更张。原方加苍术10g。7剂,水煎服。

三诊(2015年7月2日):纳谷增加,余恙亦轻,治用六君子汤收功。

[编者按]

关于麻木的论述,《张氏医通》谓"营卫滞而不行则麻木,如坐久倚著,压住一处,麻不能举,理可见矣。麻则属痰属虚,木则全属湿痰死血"。秦伯未《中医临证备要》有舌麻条,谓"舌上麻辣或麻木,称为'舌痹'。由于心绪烦扰，忧思暴怒，气凝痰火而成"，可见舌麻与舌木相似。其因由痰湿或心肝之火夹痰湿凝滞所致。

　　本案吴某自觉舌头发木，伴有口干口苦，坐卧不安，胃脘部时而发热，时而发凉，纳少，疲乏无力，舌苔白腻，脉细弦，辨为痰热交阻，治疗用交泰丸交通心肾，涤痰汤即二陈汤加胆南星、枳壳等化痰，又加白术、砂仁、厚朴健脾开胃。药后收效明显，舌苔腻已化，复诊时在原方基础上又加苍术燥湿健脾。脾健，清气上升，浊气下降，舌木之症自然减轻。三诊时纳谷增加，余恙亦轻，治疗用六君子汤收功。

二十八、舌痛

郭某,女,63岁。

初诊(2015年8月27日):以舌痛1周就诊。1周前因受凉引发感冒,初期轻度发热,体温38℃左右,曾查血常规未见异常,口服阿莫西林、抗病毒颗粒等药未收效。目前体温正常,但自觉身热,尤其是下午背部有掌心大部位发热,两胁胀满,口干不欲饮水,纳呆,乏力懒动,大便黏滞不爽,时干时溏,一日2次,舌体胖,边有齿痕,苔薄白而润滑,脉细涩。

中医诊断:舌痛、背心热、纳呆。

中医辨证:脾经湿困,郁久发热,脾阳不振,湿热上升,浊阴稽留。

治则:用升阳散火除湿法。

方药:升阳散火汤加减。

羌活9g	独活9g	防风9g	柴胡9g
知母9g	葛根10g	太子参15g	白术12g
云苓12g	枳壳6g	厚朴6g	竹叶6g
生甘草6g			

7剂,水煎服。

二诊(2015年9月7日):药后舌痛、背心发热已减轻,仍诉胁胀、纳呆,乏力,舌脉如前,原方继服7剂。

三诊(2015年9月15日):服药2周后症状明显好转,

纳谷已馨,二便调,舌质淡红,苔白润,脉濡细。继以上方加减调理而安。

[编者按]

《中医临证备要》指出:舌痛是指"饮食时舌部刺痛,除舌上生疮外,一般多由舌苔光剥、碎裂和舌尖红刺等所致,属于阴虚内热证候"。而本案所举郭某,舌虽痛但舌体胖且有齿痕,苔薄白而润滑,说明有脾虚及痰湿症状。但病人自觉身热,下午背后有掌心大部位发热,表明湿火郁于中焦。此时单纯清火恐伤脾阳,用辛温补阳又怕助火,故用李东垣的升阳散火汤加味较为合适。此方补益中气而散火郁。既用四君子汤益气健脾,又用羌活、独活、防风、葛根发散郁火,复加柴胡、知母、竹叶清其内热,这样有补有清有散。用药合适,治疗2周后收到明显效果。

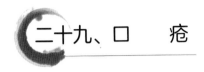

二十九、口　疮

病案1

李某,女,38岁。

初诊(2015年9月7日):自诉舌体及牙龈溃疡反复发作,多处就医未愈。曾用西瓜霜、锡类散喷剂外敷,药后有效,旋即复发。近来发作频繁,症见舌体、口唇内多处溃疡,疡面色红,口干,舌淡红,苔薄白腻。平素有腰部重坠感,下肢困倦,检查颌下淋巴结未肿大,肌肤不热。

诊断:气虚阴火上升。

治法:升阳、散火。

方药:升阳散火汤加减。

党参15g	黄芪15g	白术15g	白芍15g
柴胡9g	黄芩9g	荆芥10g	防风10g
升麻10g	羌活9g	独活9g	黄精15g
玄参15g	生甘草10g		

7剂,水煎服。

二诊(2015年9月15日):舌痛改善,但口唇内溃疡仍痛,溃疡色红,口干已轻,仍感腰部重坠,下肢困乏,纳谷欠馨。投药有效,治守前方。

前方中玄参加至20g,并加金银花20g、怀牛膝20g,继服7剂。

三诊(2015年9月27日):舌体及口唇内溃疡明显好

转,疼痛已轻,大便正常,每日 1 次,纳谷增加,舌体胖,苔薄白,脉弦而涩。

党参 15g	黄芪 15g	白术 15g	白芍 15g
羌活 10g	防风 10g	升麻 10g	蝉蜕 6g
僵蚕 9g	姜黄 9g	熟大黄 6g	生甘草 6g

14 剂,水煎服。

四诊(2015 年 10 月 24 日):口舌溃疡经治已愈,后因熬夜又发作 1 次,继服上方 7 剂后痊愈。

[编者按]

口疮,西医名口腔炎,是一种常见的口腔黏膜溃疡性疾病。《太平圣惠方》说:"脏腑有热,乘于心脾,气冲于口与舌,故令口舌生疮也。"明代薛己《口齿类要》中说:"口疮,上焦实热,中焦虚寒,下焦阴火。"可见口疮并非单纯实火所致。本案李某患口疮已久,屡经治疗效果不明显。且有腰部重坠感,下肢困倦,舌淡红,苔薄白腻,辨证为脾肾气虚,气虚则生阴火,阴火上升,故见口舌生疮矣。治疗用李东垣的升阳散火汤加减。方用党参、黄芪、白术健脾益气,用升麻、柴胡、荆芥、防风、羌活、独活升阳散火除湿,再加黄精、玄参养肾阴,药后收效不明显。二诊时玄参加至 20g,复加金银花 20g、怀牛膝 20g 引火下行。三诊时竟收满意疗效,舌体及口唇溃疡明显好转,纳谷也增加。可见对口疮一症不可单纯用苦寒清热一法,也不宜纯用温补之剂,仍须仔细辨证用药才是。本例乐老用李东垣的升阳散火汤加味,口疮辨属气虚阴火上行所致,用补气养阴兼散郁火法也有明显效果。

病案2

陈某，女，42岁。

初诊（2011年6月12日）：口腔溃疡反复发作已2月余，心烦，口干，手足心热，纳谷减少，苔薄白质红，脉细弦。证属阴虚火旺，拟方滋阴清热法。

知母9g	黄柏9g	白薇9g	蒲公英20g
丹参20g	赤芍20g	丹皮9g	云苓12g
桑白皮9g	薏苡仁10g	砂仁6g	生甘草6g

10剂，水煎服。

二诊（2011年6月22日）：口腔溃疡明显好转，仍有口干、心烦、手足心热等症，纳增，苔薄质红，脉细弦，治守前方加味。

知母9g	黄柏9g	白薇12g	蒲公英20g
生地黄20g	玄参15g	麦冬12g	云苓12g
薏苡仁30g	砂仁6g	泽泻15g	生甘草6g

7剂，水煎服。

三诊（2011年6月30日）：口腔溃疡大部已收敛，心烦口干也轻，舌脉如前，治守前方。

[编者按]

口疮是口腔黏膜病中最常见、发病率最高、比较顽固的一种疾病。其特点是口腔黏膜长期反复出现孤立的、圆形或椭圆形浅层小溃疡，局部有烧灼性疼痛，常反复发作，经久不愈。中医辨证分实火型与虚火型二型。实火型因肺胃蕴热和脾胃伏热，加上外感风热之邪所致。虚火型多因阴虚火旺，上炎口腔，灼伤肌膜而成；或因脾虚湿困，脾失健运，导致脾阳不升，浊阴不降，郁久化生湿热，上熏口腔而成。本案病人由于阴虚火旺，心烦口干，手足心热，故用滋阴降火法，用知柏地黄汤加白薇、蒲公英、桑白皮等药治疗。其中，白薇味苦咸性寒，《名医别录》谓"咸大寒"，功能清热养阴，利水通淋，解毒，疗疮。《药性切用》谓其"退热益阴，宜于血热"。乐老用时患者往往出现恶心、不思饮食之弊端，考虑可能因本品有苦寒伤胃之副作用，于是在处方中加入健脾利湿之薏苡仁，以及开胃之砂仁，这样可减轻白薇的副作用，使药物更好地发挥治疗作用。

三十、郁 证

杨某,男,31岁。

初诊(2015年3月4日):自诉因失眠多梦,时有遗精,精神不振,某医院诊为抑郁症,已半年多未上班。目前感冒咳嗽,关节疼痛,经治疗基本好转。刻下耳鸣,睡眠不好,口干纳可,四肢关节疼痛,微有恶寒,苔薄白,舌质红,脉细弦。

中医诊断:郁证(外邪未除,心肝火旺)。

治法:和解疏邪,舒肝清心。

方药:柴胡龙牡汤加减。

柴胡 9g	黄芩 9g	法半夏 9g	桂枝 9g
香附 9g	苏梗 9g	杏仁 10g	云苓 12g
厚朴 12g	党参 20g	补骨脂 10g	桑寄生 12g
珍珠母 30g	煅龙牡^各30g	炙甘草 6g	

7剂,水煎服。

二诊(2015年3月11日):药后睡眠安宁,耳鸣也好转,关节疼痛及畏寒也轻,但仍有少量咳嗽,情绪不稳定,时有心慌,不愿上班,大便稍软,脉舌如前。原方加减继服。

柴胡 9g	黄芩 9g	法半夏 9g	丹参 20g
白芍 20g	百合 12g	合欢皮 15g	夜交藤 15g
远志 6g	杏仁 10g	炮姜 9g	珍珠母 30g

煅龙牡^各30g　　炙甘草6g

14剂，水煎服。

三诊（2015年4月1日）：药后咳嗽已愈，睡眠安宁，精神好转，已无心慌，脉舌如前。上方加减继服。

柴胡9g	黄芩9g	法半夏9g	丹参20g
党参20g	白术15g	云苓12g	香附9g
郁金15g	陈皮9g	合欢皮15g	远志6g
莲肉15g	煅龙牡^各30g	炙甘草6g	

14剂，水煎服。

后随访，药后夜寐安宁，纳谷佳，情绪好转。

[编者按]

郁证是由情志怫郁，气机郁滞引起的疾病的总称。西医当属抑郁症一类疾病。凡因情志不舒，气郁不伸，而致血滞、痰结、食积、火郁，乃至脏腑不和而引起的精神疾病均属之。金元四大家之一朱丹溪云："气血冲和，万病不生，一有怫郁，诸病生焉。"说明情志波动，失其常度，则气机郁滞，可以引起诸病。

本案患者由于失眠多梦，且有遗精，造成恐惧心理，就诊时耳鸣、睡眠不好，四肢关节疼痛，微微怕冷，苔薄白，舌质红，脉细弦。中医辨证属于肝气郁结，郁久化火，心肝火旺。治疗用柴胡龙牡汤加减。方以柴胡疏肝解郁，配合黄芩能退热祛外邪，配合桂枝，可振奋阳气，配合香附、苏梗、厚朴可理气解郁，加上杏仁宣肺止咳，党参、炙甘草、补骨脂、桑寄生补益肺肾，煅龙牡可以镇静安神。服药7剂，睡眠好转，耳鸣也轻，畏寒及关节疼痛也明显改善。二诊时，因仍有咳嗽，原方加远志祛痰；情志不稳定，且有心慌，原方加用合欢皮、夜交藤，方中珍珠母平肝潜阳，镇静宁心；由于大便偏软，加用炮姜。服药14剂后咳嗽已愈，睡眠安宁，精神好转，已无心慌等症。服药既效，又继续治疗半个月，诸症痊愈，情绪好转。

三十一、嗜　睡

李某,女,47岁。

初诊(2015年7月21日):嗜睡1年余。1年前患者夜寐易醒,睡眠不好,白昼嗜睡,只要无要紧事即可睡着,有吸烟史十年,无饮酒史,形体肥胖,面色红赤,平素喜食油腻食物,大便尚可,小便量少,苔黄腻舌红,脉弦滑,脉左尺细。

中医诊断:嗜睡(痰热蒙蔽心窍)。

治法:健脾化湿,清热开窍。

方药:黄连温胆汤加味。

黄连9g	清半夏9g	竹茹9g	枳实12g
瓜蒌20g	茯苓20g	郁金20g	当归12g
生地黄12g	石菖蒲10g	陈皮15g	百合25g
莲子心6g	生甘草3g		

7剂,水煎服。

二诊(2015年7月28日):药后稍有恶心,但无呕吐,夜寐尚可,白天精神好转,苔白滑,脉滑细。原方去生地黄、百合、郁金、当归,加藿香9g、佩兰12g。14剂,水煎服。

三诊(2015年8月15日):药后白天精神明显好转,恶心也除,惟觉大便黏滞不爽,小便正常。原方加炒栀子9g、制大黄9g、桃仁10g。7剂,水煎服。

后随访,病无复发,精神振作。

[编者按]

嗜睡又称"嗜眠症",其特征是不论昼夜,时时欲睡,喊之即醒,醒后复睡。《灵枢·寒热病》说"阳气盛则瞋目,阴气盛则瞑目",说明多寐系阳虚阴盛所致。李东垣在《脾胃论》中说"形体劳役则脾病,脾病则怠惰嗜卧",可见嗜睡多由脾虚湿盛所致。

本案患者嗜睡年余,形体肥胖,面色红赤,平常喜进油腻饮食,苔黄腻,舌质红,脉弦滑,辨为痰热蒙蔽心窍以致嗜睡,治疗用黄连温胆汤加味。方用黄连、莲子心清心热,二陈汤加枳实、瓜蒌化痰湿,又加当归、百合养血,郁金、石菖蒲解郁开窍,药后症状有所好转。

复诊时在原方基础上去生地黄、百合、当归等滋养阴血之品,恐其滋补碍湿,加用藿香、佩兰芳香化湿,药后收效明显。三诊时因大便黏滞不爽,复加栀子、大黄、桃仁等味,收效显著,嗜睡一年多的患者得到康复。

三十二、失 眠

病案 1

姜某,女,64 岁。

初诊(2015 年 7 月 14 日):患者失眠多日,胸闷,情绪不悦,嗳气纳差,二便正常,苔薄白质正,脉细弦。

中医诊断:失眠(肝郁气滞)。

治法:疏肝解郁,宁心安神。

方药:加味逍遥散。

柴胡 3g	当归 6g	赤芍 6g	香附 3g
郁金 3g	丹参 6g	远志 3g	石菖蒲 3g
合欢皮 6g	夜交藤 6g	玫瑰花 3g	青皮 3g
生甘草 3g	神曲 3g		

7 剂,开水冲服。

二诊(2015 年 7 月 21 日):患者失眠及胸闷已轻,情绪好转,纳少嗳气,带下时作,质黏稠。舌红苔薄白,脉细弦。证属中焦气机不畅,下焦湿热下注。拟方舒中焦气机,利下焦湿热。

柴胡 9g	当归 14g	赤芍 15g	丹参 20g
远志 6g	杏仁 9g	桔梗 6g	枳壳 12g
苦参 9g	黄柏 9g	椿根皮 15g	草薢 15g
枇杷叶 9g	生甘草 6g		

7 剂,水煎服。

三诊（2015年7月28日）：患者失眠胸闷已减，带下也少，惟有咳嗽少痰，大便偏干，纳谷尚可，舌脉同前。再拟宣肺止咳、清利湿热。

桑叶9g	杏仁9g	桔梗6g	五味子6g
丹参15g	郁金9g	陈皮6g	百部9g
椿根皮9g	枇杷叶9g	乌药6g	生甘草6g

7剂，水煎服。

[编者按]

失眠是以经常不易入睡为特征的一种病症。失眠的症情不一，有初就寝即难以入睡，有睡而易醒、醒后不能再睡，亦有时睡时醒、寐而不稳，甚至整夜不能入寐等。

不寐的原因很多，有思虑劳倦，内伤心脾；阳不交阴，心肾不交；阴虚火旺，肝阳扰动；心胆气虚，以及胃中不和等。

此患者由于情绪不悦，经常胸闷，嗳气，纳差，失眠多日，辨证属肝郁气滞，心神不宁。治疗用加味逍遥散。方用柴胡疏肝，香附、郁金理气解郁，尤其玫瑰花能疏肝理气而解郁，为行气解郁之要药，当归、赤芍、丹参养血活血而养肝，合欢皮、夜交藤可以养心宁神而治失眠，石菖蒲、远志也能化痰通窍而疗不寐。全方有疏肝解郁、养心宁神作用，用药后收到较好效果。二诊时，由于胸闷失眠已轻，但见带下较重，且有纳少、嗳气症，断为中焦气机不畅，下焦湿热下注，故用原方加味。除用柴胡、当归、赤芍、丹参外，加杏仁、桔梗、枳壳、枇杷叶宣肺理气，黄柏、苦参、椿根皮、草薢清利下焦湿热，用药后收到较好效果。三诊时再作适当调整而收功。

病案 2

赵某, 女, 61 岁。

初诊(2016 年 7 月 5 日): 患者向来睡眠不好, 一夜只能睡 3~4 个小时, 梦多, 口干咽干, 眼睛亦干, 舌质红绛苔少, 脉细涩。

中医诊断: 失眠(心肾阴虚, 心火偏旺)。

治法: 滋阴养血宁神。

方药: 天王补心丹加减。

太子参 15g	玄参 15g	丹参 20g	天冬 12g
麦冬 12g	生地黄 20g	黄芩 9g	枳壳 9g
桔梗 6g	云苓 12g	石菖蒲 9g	远志 6g
生甘草 6g			

7 剂, 水煎服。

二诊(2016 年 7 月 28 日): 药后口干、咽干、眼干明显改善, 睡眠也好转, 但仍多梦, 觉纳谷欠馨, 精神欠振, 苔薄白, 质暗红, 脉细涩。拟方从小柴胡汤加减。

柴胡 9g	黄芩 9g	法半夏 9g	太子参 15g
白术 15g	云苓 12g	扁豆 15g	合欢皮 15g
夜交藤 15g	炒薏仁 30g	砂仁 6g	煅龙牡^各30g
生甘草 6g			

7 剂, 水煎服。

三诊(2016 年 8 月 6 日): 睡眠较前安宁, 口干咽干也轻, 纳谷增加, 精神较振, 舌脉如前。上方加减继服。

柴胡 9g	黄芩 9g	法半夏 9g	陈皮 9g
石菖蒲 9g	合欢皮 9g	夜交藤 15g	丹参 20g

扁豆15g　　　云苓12g　　　砂仁6g　　　生甘草6g

7剂,水煎服。

[编者按]

此病人睡眠不好已久,且有口干、咽干、眼睛发干,舌质红绛苔少,辨为心肾阴虚,心火偏旺。治疗用滋阴、养血、宁神法。方用天王补心丹加味。该方主治心肾不足、阴亏血少所致的心烦失眠等症。方用生地黄、玄参滋阴清热,丹参活血养心,太子参、茯苓益心气,石菖蒲、远志开窍宁神。《本经逢原》载:菖蒲,"心气不足者宜之"。现代药理证实,石菖蒲所含的挥发油能镇静,其煎剂有镇静、抗惊厥作用。故石菖蒲、远志配合对痰湿蒙蔽心窍所致胸闷、失眠有很好效果,本方用之也是一个明证。二诊时患者睡眠好转,口干、咽干等症也轻,但纳谷欠馨,精神欠振,考虑证属肝脾不和,治疗用小柴胡汤加减,处方在小柴胡汤基础上再加用合欢皮、夜交藤以及煅龙牡两组药对,使失眠多日的病人得到康复。

病案3

李某,女,71岁。

初诊(2006年6月17日):失眠已有30年。今年因丈夫患重症在身,失眠更加严重,一夜只能睡3~4小时,经常服西药镇静药,略有好转,但不巩固,口干、纳少,形体消瘦,大便干结,脉细弦,苔少质红。肝肾阴虚,心肝火旺,以致彻夜失眠。拟滋阴潜阳、平肝宁神。

石决明30g　　珍珠母30g　生牡蛎30g　　生地黄30g

玄参 15g　　　麦冬 15g　　　丹参 20g　　　　酸枣仁 20g

柏子仁 15g　　合欢皮 15g　夜交藤 15g　　紫苏叶 6g

百合 15g

7 剂，水煎服。

二诊（2006 年 6 月 24 日）：药后睡眠有好转，一夜能睡 5~6 小时，大便干结已轻，精神尚可，多年顽疾，非朝夕能取功，继以上方加味。

上方去紫苏叶，加川芎 6g，继服 7 剂，水煎服。

[编者按]

失眠原因很多，辨证有虚实之分。虚证多由于阴血不足，心肝火旺；实证多因食滞痰浊，壅遏中宫，致胃不和，卧不安，治宜消导和中。本案患者失眠已数十年，近因亲人罹患重病，心肝之火难宁，以致彻夜失眠。治疗用生地黄、玄参、麦冬、百合养阴，丹参活血凉血，酸枣仁、柏子仁养心安神，合欢皮、夜交藤更为和营宁神妙药，石决明平肝火，珍珠母、生牡蛎镇心定惊安神。浙江名医范文虎介绍百合与紫苏叶对药有催眠作用，他认为百合与紫苏叶生长习性正好相反，这样一阴一阳相配，对人体安眠有促进作用，故乐老用之。

三十三、奔　豚

饶某，女，39岁。

初诊（2003年12月6日）：因产后受寒，引起全身畏寒怕冷已有1年余。每日自觉有一股气自小腹往上冲，气至何处，何处即凉，气至口腔，口腔发凉，并吐清水。一年四季持续不断，冬天尤甚，苦不堪言。今年夏天曾去新疆吐鲁番地区埋沙子治疗，未见显效。苔薄白，质暗红，脉濡弦。证属奔豚，辨证属阳气不振，寒气上冲。拟用阳和汤加味。

炙麻黄6g	肉桂5g	制附子12g	制川乌9g
吴茱萸5g	细辛4g	川椒4g	熟地黄20g
白芍15g	白芥子6g	干姜6g	巴戟天9g
潼蒺藜9g	五味子9g	鹿角霜12g	炙甘草6g

7剂，水煎服。

二诊（2003年12月13日）：药后畏寒、怕冷症状减轻，寒气上冲之象减少，口吐清水也轻，余无明显不适，舌脉如前。治守原方，7剂继服。

三诊（2004年2月8日）：上方连续治疗2个月，病情基本好转，每日寒气上冲现象消失，怕冷也不明显，嘱继续服药调理1个月。

[编者按]

关于奔豚病，《伤寒论》《金匮要略》均有论述，是指患者体内有一股气从小腹上冲心者。究其发病原因，一是受惊恐伤气，二是感受寒邪入里所致。此患者是产后受寒引起全身畏寒怕冷，且有一股寒气时时自小腹往上冲，气至何处，何处即凉，这是典型的寒证，故用阳和汤治疗。阳和汤的功用是温阳和阴，散寒通经。阳和汤是中医外科治疗阴疽的方子，但对于风湿病，尤其是妇女产后受风寒引起的风寒性关节痹证也有很好的疗效。《汤头歌诀》指出：本方特点是在重用熟地黄、鹿角胶滋阴补阳的基础上，配合肉桂温阳散寒而通血脉，甘草补气解毒而和诸药，白芥子去皮里膜外之痰，炮姜温阳活血，麻黄宣畅阳气，共同组成温阳补阴、散寒通经的方剂。乐老指出，阳和汤的巧妙之处在于熟地黄与麻黄同用，麻黄得熟地黄而不发表，熟地黄因有麻黄而不滋腻，二药相反相成，共守补肾而温散寒邪之功。本案患者，乐老在阳和汤基础上加附子、川乌温阳散寒，吴茱萸、细辛、川椒散寒通经，巴戟天、潼蒺藜补肾阳，白芍、五味子养阴以敛阳气。这样，辛温药与补血药同用，温阳药与阴柔药同用，起到温而不燥、补而不腻的效果。这表明奔豚病虽是内科病，同样可以用治疗阴疽的外科方治疗。

三十四、头　痛

病案1

李某,女,39岁。

初诊(2015年9月21日):右侧头痛间歇发作5年,加重2日。患者5年前因洗澡后头发未干就寝,致右侧头痛经常发作,曾在某医院做头颅CT及颈椎检查,未见异常。诊为"血管神经性头痛",口服尼莫地平、去痛片后可缓解。2日前因情绪不遂,头痛欲裂,沉闷如布裹住,伴有目赤口苦,心烦少寐,不思饮食,再服尼莫地平无效。形体较胖,苔白腻,脉弦滑。

中医诊断:头痛(风寒外束,湿热内蕴,清阳不升,浊阴不降)。

治法:祛外寒清湿热,升清降浊。

方药:清震汤加味。

苍术6g	升麻9g	荷叶15g	荆芥12g
蔓荆子10g	菊花10g	川芎12g	竹叶9g
葛根20g	桔梗10g	连翘30g	石菖蒲15g

7剂,水煎服。

二诊(2015年9月28日):服上药3剂后头痛明显减轻,7剂后头痛消失,口苦目赤也愈,饮食增加,睡眠安宁,苔薄白质正,脉细弦。原方去连翘、竹叶、荆芥,加天麻10g、琥珀粉4g^{分吞}。7剂,水煎服。

三诊（2015年10月9日）：头痛已愈，睡眠安宁，但时有心情急躁。上方加郁金10g、炒栀子10g。7剂，水煎服。

1个月后随访，头痛未复发。

[编者按]

头痛是患者的一个自觉症状，临床上比较常见，可以出现于多种急慢性疾病中。头为诸阳之会，凡五脏精华之血，六腑清阳之气，皆上会于此。引起头痛的原因除感受外邪以外，内伤诸疾均能致气血阻滞而逆乱，或气血不足以上荣，因而发生头痛。

此案李某，5年前因洗发未干就寝，致头痛经常发作。刻下发作时头部沉闷如裹，似属寒邪外束，但有口苦、目赤，心烦少寐，似属湿热内蕴。因形体较胖，舌苔白腻，纳少，为湿邪之明症。治疗用清震汤加味。清震汤是治疗雷头风的方剂，以苍术、升麻为主，配合荷叶。苍术燥湿健脾，升清降浊。升麻既能升清气，又能解百毒。荷叶也能升胃中清气，醒脾开胃。此方对湿浊上蒙引起的头痛头昏比较合适。加上荆芥、蔓荆子、葛根、菊花能散风止痛，竹叶、连翘可清里热，石菖蒲芳香化浊，川芎专门止头痛，全方配合合理，服药3剂即见效，服药7剂头痛即止，后作适当加减，头痛即愈，睡眠安宁，继续治疗7天竟收痊愈。

病案2

王某，女，54岁。

初诊（2014年10月30日）：患者头痛已40年，每日发作2次,往往于后半夜开始由头后部直到颠顶疼痛,白天较轻微,怕冷,口不干,睡眠不佳,纳谷尚可,苔薄白质淡,脉细弦。

中医诊断:头痛(风寒夹痰凝滞)。

治法:祛风散寒,祛痰通窍。

方药:加味星乌汤。

制川乌 9g	制南星 9g	细辛 6g	地龙 9g
川芎 30g	当归 14g	白芷 12g	防风 12g
法半夏 10g	羌活 12g	云苓 12g	冰片 1g^{冲服}

7剂,水煎服。

二诊(2014年11月13日):患者头后部痛已减轻,但睡眠困难,畏寒怕冷,苔少质正,舌体淡胖,脉细弦,治疗再拟星乌汤加减。

制川乌 9g	制南星 9g	细辛 6g	地龙 9g
生黄芪 30g	白术 20g	白芷 12g	防风 12g
川芎 15g	冰片 1g^{冲服}	炙甘草 6g	

7剂,水煎服。

三诊(2015年4月9日):去年头痛病已愈,近来口干,舌痒,睡眠不好,自觉内热,鼻流浊涕,脉弦数,苔薄舌质偏红。阴虚火旺之症,拟用知柏地黄汤加减。

知母 9g	黄柏 9g	生地黄 20g	山药 20g
山茱萸 15g	炒薏仁 15g	川芎 9g	桔梗 9g
合欢皮 15g	夜交藤 15g	丹皮 9g	苍耳子 9g
蝉蜕 6g	云苓 12g	生甘草 6g	

7剂,水煎服。

[编者按]

本案王某,头痛已40年,以后头部至颠顶疼痛为主,且有怕冷,口不干,苔薄白质淡,脉细弦。辨证为风寒夹痰凝滞,经脉不通所致。治疗用著名中医学家任应秋的加味星乌散。任老认为凡是头痛,只要辨别无任何热象,而属"一派阳气虚损,清阳不足于上的表现,现代医学往往诊断为神经性头痛,辄用加味乌星散,每能应手取效"。此方用制川乌、制南星、细辛化痰散寒止痛,地龙清热通络,菊花清热明目,冰片开窍、醒神止痛。临用时,冰片分2次用开水冲服,服后略休息,头痛即止。全方的主要作用也是升清阳,化浊气,入脑通络,本案用后头痛明显减轻。二诊时因畏寒症改善不明显,即在原方基础上加玉屏风散,收到明显效果。三诊时已时隔五月,出现阴虚火旺症状,而用知柏地黄汤治疗,那是另外一种病情。

三十五、眩　晕

虞某,女,64岁。

初诊(2015年2月5日):患者有梅尼埃病及高血压病史,经常眩晕,睡眠不好,腰酸腿困,口干欲饮,纳谷尚可,脉沉细而弦,舌红苔薄白。

中医诊断:眩晕(肾阴不足,肝阳偏旺,心神失宁)。

治法:滋肾平肝,宁心安神。

方药:焦氏挹神汤加减。

石决明30g	珍珠母30g	白蒺藜9g	生地黄20g
丹参20g	远志6g	石菖蒲5g	骨碎补12g
姜黄9g	合欢皮15g	夜交藤15g	香附9g
炙甘草6g			

7剂,水煎服。

二诊(2015年3月19日):患者眩晕已轻,腰酸腿困略减,仍有口干,纳谷尚可,夜寐较宁,脉舌如前,治守前方。

熟地黄30g	山药20g	山茱萸15g	炙龟板30g
百合12g	女贞子12g	骨碎补10g	姜黄9g
香附9g	川芎15g	桑寄生15g	桂枝6g
僵蚕9g	炙甘草6g		

7剂,水煎服。

三诊(2015年3月26日):患者眩晕、腰痛腿困明显减轻，口干，纳食正常，二便调，舌红苔薄白，脉沉细。再拟上方治疗。

熟地黄40g	山药20g	山茱萸15g	百合15g
炙鳖甲30g	骨碎补12g	柴胡9g	香附9g
川芎15g	桑寄生12g	女贞子12g	旱莲草10g
炙甘草6g			

7剂，水煎服。

[编者按]

眩晕即指头昏眼花。轻者闭目自止，重者如坐舟车中，旋转不定，以致不能站立。眩晕产生的原因，一般以虚者居多，如阴虚则肝风内动，血少则脑失所养，精亏则髓海不足，均易导致眩晕。此外，也有由于痰浊壅遏、瘀血阻滞或化火上蒙所致。至于治疗，应以平肝潜阳、滋肾填精、养血补脾为原则，如因痰、因瘀、因火，又宜参以涤痰、化瘀、降火之法。本案病人因有高血压病史，经常眩晕，睡眠不宁，且有腰酸腿困，口干欲饮，结合脉舌，当属肝肾阴虚、肝火偏旺、心神不宁。治疗用滋肾阴、平肝火、宁心安神法。方用北京名医焦树德先生的挹神汤加味。该方用石决明、珍珠母、白蒺藜平肝潜阳，生地黄养阴，石菖蒲、远志、合欢皮、夜交藤养心安神，骨碎补补肾，香附理气，丹参活血。全方有养阴柔肝、平肝潜阳、解郁安神作用，对阴虚火旺引起的神经衰弱及失眠症有很好疗效。本案服药7剂即收到明显效果，在二诊及三诊时，以六味地黄汤为基础，或加龟板，或加鳖甲，再加柴胡、川芎、女贞子、旱莲草、桑寄生等味，头晕及腰酸腿困明显好转，睡眠也安宁。

三十六、耳鸣耳聋

王某，男，36岁。

初诊（2015年3月26日）：患者听力减退，两耳耳鸣渐渐加重已有三四年，并有胁痛，忧虑过度或劳累后耳鸣加重，神疲乏力，苔薄白，质淡红，脉细缓。

中医诊断：耳聋耳鸣（肾精不足，耳窍失养）。

治法：补肾益精为主，佐以通窍。

方药：

熟地黄40g	山药30g	山茱萸15g	菟丝子15g
女贞子12g	旱莲草10g	香附9g	柴胡9g
川楝子9g	姜黄9g	炙甘草6g	

7剂，水煎服。

二诊（2015年4月3日）：药后听力略清，耳鸣声已轻，胁痛不显著，神疲乏力改善，舌质红苔少，脉细缓。治守前方。

熟地黄40g	山药30g	山茱萸15g	菟丝子15g
女贞子12g	旱莲草10g	肉桂6g	香附9g
柴胡9g	川芎9g	姜黄9g	炙甘草6g

7剂，水煎服。

三诊（2015年4月15日）：听力已增，耳鸣已不明显，余无不适，脉舌如前。前法既效，治守原方。继服7剂，水煎服。

[编者按]

耳鸣、耳聋都是听觉异常的症状。耳鸣是指病人自觉耳内鸣响，如闻蝉声，或如潮声，妨碍听觉；耳聋又称重听，是指不同程度的听力减退，甚至听觉丧失，不闻外声而全聋。造成耳鸣、耳聋的原因很多，一般多与肝肾有关，尤其与肾的关系最大。实证多因肝胆火盛或痰火郁结，虚证多因肾亏、肾精不足所致。治疗颇为不易。

本案所载病人，耳鸣耳聋已有三四年，忧虑过度或劳累之后症状加重，神疲乏力，苔薄白，质淡红，脉细缓，显然属于肾精不足，耳窍失养，治疗用补肾益精为主，佐以通窍。方用熟地黄、山药、山茱萸、菟丝子、女贞子、旱莲草补肾益精，又加王清任的通气散（柴胡、香附、川芎），此方"治耳聋不闻雷声"，另加姜黄活血化瘀，对耳聋及胁痛均有好处。用药十多天后竟收到明显效果，耳鸣已不明显，耳聋也有改善，胁痛已除，继续服药可望治愈。

三十七、牙　痛

病案1

张某,男,36岁,汉族。

初诊(2014年12月25日):患者牙龈肿痛半个月,口干欲饮,时有胃痛,二便尚可,苔薄质红,脉细弦。

中医诊断:牙痛(风火上扰),胃脘痛(胃热气滞)。

治法:清胃热为主,佐以行气活血止痛。

方药:

蒲公英20g	败酱草15g	半枝莲15g	丹参20g
檀香6g	砂仁6g	赤芍9g	丹皮9g
延胡索20g	制没药9g	生甘草6g	

5剂,水煎服。

二诊(2015年2月5日):药后牙痛已愈,胃痛近日多发,且有胃脘灼热,口干,舌苔少质正,脉细弦。再拟清胃散加减。

炒山栀9g	连翘15g	赤芍20g	丹参20g
丹皮9g	扁豆15g	云苓12g	陈皮9g
枳壳9g	厚朴9g	川楝子9g	生甘草6g

7剂,水煎服。

三诊(2015年2月15日):药后胃痛已止,治守前方。继服7剂,水煎服。

[编者按]

齿为骨之余,属于肾,足阳明胃经络于上侧牙龈,手阳明大肠经络于下侧牙龈,故牙痛多从这三经治疗。引起牙痛的原因不一,一般以风火、湿热及肾阴不足多见。

本案患者牙龈肿痛半个月,又有胃痛发作,口干欲饮,二便正常,辨证牙痛多属于风火上扰,胃脘痛属于胃热气滞,治疗用清胃热为主,佐以行气活血止痛。方用蒲公英、败酱草、半枝莲清热解毒,丹参饮加赤芍、丹皮行气活血,延胡索、制没药是专门止痛药。用药5剂,牙痛已愈,胃痛未止,且有胃脘灼热感。复诊时用清胃散加味,清胃散原有黄连、升麻,考虑黄连多用易伤胃,升麻恐其升散过度,故用炒山栀、连翘代替,另有赤芍、丹参、丹皮活血凉血,再加枳壳、厚朴、陈皮、川楝子行气止痛。药后胃热清除,气滞血阻现象消失,不仅牙痛未复发,胃痛也愈。

病案2

宋某,女,60岁。

初诊(2005年9月22日):昨起牙痛,口腔科医生认为是牙周炎,口干,手心热,胃脘胀,大便干结,两日未解,脉弦滑,苔薄质红。中医辨证属阳明胃火炽盛。治拟清胃火法。

生石膏24g	知母9g	蒲公英20g	白薇12g
赤芍15g	云苓12g	枳实12g	厚朴10g
人中白6g	生甘草6g		

7剂,水煎服。

二诊（2005年9月29日）：牙痛已愈，口干，纳可，近感上肢关节酸痛，大便稀，日行2次，脉细弦，苔少质红，治用前法加减。

生石膏24g　　知母9g　　白薇12g　　丹皮10g
豨莶草12g　　钩藤15g　　桑枝15g　　炒薏苡仁30g
赤芍20g　　　云苓12g　　生甘草6g

7剂，水煎服。

[编者按]

牙痛中医多属于阳明胃火上升，实证用清胃散或竹叶石膏汤治疗，虚火型用玉女煎加味。本案牙痛暴发，且有口干、手心热、大便干结等症，故用石膏、知母、蒲公英清胃热，白薇咸苦寒，既能清实热，又能清虚热，本例用之有透邪外达作用。人中白咸寒，能清热解毒，祛瘀止血，常用于咽喉肿痛、牙疳口疮等症，本例用人中白配合蒲公英、白薇、石膏、知母等药清泄胃火作用明显，故服药后牙痛很快止住。二诊时因大便偏稀，又有肩关节酸痛，故去人中白、蒲公英，加豨莶草、钩藤、桑枝治其肩关节痛，又加炒薏苡仁渗湿以止泻，收效明显。

三十八、咳　嗽

杨某，女，56 岁。

初诊（2006 年 10 月 6 日）：咳嗽 1 周，咳痰不利，口干咽干，大便偏干，苔薄白，舌质红，脉细弦。

中医诊断：咳嗽（风热束肺）。

治法：疏风清热，宣肺止咳。

方药：桑菊饮加减。

桑叶 9g	菊花 9g	牛蒡子 9g	杏仁 9g
桔梗 9g	木香 6g	陈皮 9g	白术 12g
冬瓜子 12g	生甘草 6g		

7 剂，水煎服。

二诊（2006 年 10 月 13 日）：咳嗽已减，咳痰已爽，惟感纳少，胃脘作胀，口干，呃逆，舌苔薄腻，舌质红，脉细缓。拟以前方加减。

竹茹 9g	枳壳 9g	陈皮 9g	半夏 9g
云苓 12g	扁豆 15g	砂仁 6g	杏仁 9g
旋覆花 9g^{包煎}	薏苡仁 20g	神曲 9g	生甘草 6g

7 剂，水煎服。

三诊（2006 年 10 月 30 日）：药后咳嗽已轻，呃逆也少，脘胀已减，纳谷增加，脉舌如前。治守前方。7 剂，水煎服。

[编者按]

咳嗽是肺系疾病的主要症状之一。咳嗽一般分外感及内伤两类。外感咳嗽又分风寒、风热、风燥诸咳，内伤咳嗽是由其他脏腑有病传至肺脏而致咳嗽。

本案患者突然咳嗽1周，虽无寒热之证，但有口干、咽干、大便偏干等症，辨为外感风热引起，故用疏解风热的桑菊饮治疗。方用桑叶、菊花、牛蒡子清泄肺热而宣通肺络，杏仁、桔梗宣肺止咳，木香、陈皮行气，白术、冬瓜子健脾化痰。尤其是冬瓜子可清热化痰，对咳痰不利者甚效。服药7剂，咳嗽大减，咳痰亦利。因有纳少，脘腹作胀，舌苔薄腻，辨其风热已清，痰湿未除，故投温胆汤加扁豆、薏苡仁、旋覆花等味而收功。此案辨证为风热之邪引起的咳嗽，乐老用桑菊饮加味治疗，疗效显著。

三十九、小儿咳嗽

宋某,女,9岁。

初诊(2000年1月26日):患肺炎半年余,目前肺炎已愈,但咳嗽仍作,痰少,咽红,口干,有时牙疼,脉细数,苔薄质红。热邪恋肺,肺气不宣,拟方清热宣肺止咳。

桑白皮 9g	鱼腥草 12g	连翘 12g	杏仁 10g
桔梗 6g	新疆贝母 9g	云苓 10g	陈皮 9g
紫苑 9g	百部 10g	生甘草 6g	

5剂,水煎服。

二诊(2000年2月1日):咳嗽仍作,痰少,鼻涕黄稠,口干咽红,脉弦,苔薄质红。治守前方加味。

桑白皮 9g	鱼腥草 15g	天竺黄 9g	杏仁 9g
桔梗 6g	新疆贝母 9g	云苓 12g	陈皮 9g
紫苑 9g	炙枇杷叶 9g	百部 12g	生甘草 6g

7剂,水煎服。

三诊(2000年2月10日):咳嗽已轻,鼻流黄涕已少,咽红已淡,仍觉口干欲饮,脉细弦,苔薄质正,再以前方加味。

沙参 12g	麦冬 10g	桑白皮 9g	杏仁 10g
桔梗 6g	新疆贝母 9g	云苓 10g	枳壳 8g
陈皮 9g			

7剂,水煎服。

后以此方调理1个月,咳嗽方愈。

[编者按]

小儿咳嗽一般由外感风寒,或外感风热,或内热,或形体虚弱,肺部受刺激而引起。此患儿患肺炎半年余,咳嗽未愈,其症有咳嗽,痰少,咽红,口干,有时牙痛,显系肺热未消,肺气失宜所致。乐师用桑白皮、鱼腥草、连翘清肺热,杏仁、桔梗、贝母、紫苑、百部宣肺止咳,茯苓、陈皮、甘草理气和胃。服药5剂后,症情稳定。后又原方加减,调理1个月,咳嗽治愈。

四十、低 热

颜某,女,18岁。

初诊(2013年10月13日):反复发热6年,加重5日。6年前暑假无明显诱因发热,体温未超过37.8℃,曾在某医院住院检查,考虑为鼻窦炎所致发热,遂行手术。术后抗感染治疗低热未退,持续约2个月发热自退。6年来每于夏秋季节必发热,体温在37.2~37.4℃,有时达37.8℃,无明显规律,持续2~3个月后自愈。近5日来再次发热,体温在37.5℃左右,发热时乏力身困,纳谷不馨,口干不多饮,大便不干,小溲色淡黄,苔白厚腻如积粉,脉沉滑。

中医诊断:低热(湿热内蕴)。

治法:芳香化湿,清利湿热。

方药:三仁汤加减。

苦杏仁15g	白蔻仁10g^{后下}	生薏苡仁30g	清半夏12g
苍术6g	厚朴15g	桔梗10g	草果6g
槟榔10g	滑石30g	竹叶10g	青蒿15g
芦根30g	通草6g		

7剂,水煎服。

二诊(2013年10月20日):服药3日后体温已正常,7日后纳谷增加,仍感疲乏无力,厚腻苔已化成薄腻苔,脉沉滑。治以前方进退。

参苓白术散汤剂。7剂,水煎服。

2014年1月随访,体温一直正常,食欲也佳。

[编者按]

发热一证,中医分外感发热、内伤发热两类。《证治汇补》云:"经曰:阴虚则发热,此一端也。其他除外感客邪之外,有劳力劳色,气郁火郁,伤食伤酒,挟瘀挟痰,疮毒虚烦,皆能发热。"发热的原因不同,症状各异,治法也不相同。本案为18岁的女孩,发低热已6年,开始属外感引起,近5日来再次发热,伴有疲乏身困,纳谷不馨,口干不欲饮,舌苔白厚腻如积粉,脉弦滑,中医辨证属于湿热内蕴,治疗用芳香化湿、清利湿热法。方用三仁汤加味,此方用杏仁苦辛开上以通利肺气,白蔻仁辛苦宣中以化湿舒脾,薏苡仁甘淡导下以渗泄湿热,三者均为君药;半夏、苍术、厚朴以除湿消痞,行气散满,为臣药;竹叶、滑石、通草清利湿热,再加草果燥湿,青蒿清虚热,芦根清热生津。全方功用能疏利气机,宣畅三焦,上下分消,湿去热清,诸症自解。

四十一、迎风流泪

柯某,男,43岁。

初诊(2011年12月23日):外出时两眼迎风流泪已3个月。眼睛干涩胀痛,曾到某医院眼科检查,诊为泪囊炎,使用某眼药水未收效。平常动则汗出,易感冒,脉细缓,苔薄质红。证属中气不足,难御风邪,拟用补中益气汤加味。

党参20g	炙黄芪20g	白术20g	防风9g
白芷9g	白蒺藜9g	当归12g	白芍12g
陈皮9g	决明子15g	枸杞子12g	炙甘草6g

7剂,水煎服。

二诊(2011年12月30日):药后眼睛干涩明显好转,迎风流泪基本消失。脉细缓,苔薄质红,再拟上方加味。

党参20g	黄芪20g	白术20g	白芷9g
防风9g	白蒺藜9g	决明子12g	女贞子12g
山楂15g	扁豆15g	陈皮9g	炙甘草6g

7剂,水煎服。

[编者按]

中医眼科认为,迎风流泪多因体质虚弱,肝肾两亏,招引外风,脏虚不能约束津液而使然。本病人动则汗出,易患感冒,脉细缓,显系中气不足而致迎风流泪,故用补中益气汤加味服7剂药即见效,再服7剂而收功。

四十二、自 汗

病案1

马某,女,52岁。

初诊(2016年4月12日):患者白天汗出较多,夜间亦有汗出,睡眠不好,且有两膝关节酸痛,怕冷,口干,大便偏干,苔薄黄,舌质红。

中医诊断:汗多(气阴两虚),痹证(风寒湿痹)。

治法:益气养阴,固汗宁神。

炙黄芪24g	白术20g	防风9g	知母9g
黄柏9g	桑叶9g	五味子9g	生地黄24g
山药20g	木瓜12g	乌梅15g	丹参20g
远志6g	煅龙牡^各30g	火麻仁15g	生甘草6g

7剂,水煎服。

二诊(2016年4月19日):药后汗出已少,大便已利,惟怕冷,膝关节酸痛依旧,后用独活寄生汤培补肝肾、祛风散寒而缓解,膝关节痛证收到一定疗效。

[编者按]

本案收治的汗多症,白天、夜晚均出汗,白天汗出曰自汗,夜晚睡觉时汗出曰盗汗。一般认为:自汗多属气虚,盗汗多属阴虚。然也有湿热熏蒸或五脏虚损等多种原因所致。本例病人用益气养阴法很快收效。气虚用玉屏风散,黄芪、白术、防风益气安中而止汗,阴虚用桑叶、五味子、生地黄、山药四味,此方上海名医顾丕荣先生称之为金屏风散。方中生地黄、山药滋脾肾之阴,桑叶、五味子止汗效果很好,再加上知母、黄柏滋阴清热,木瓜、乌梅酸涩止汗,煅龙牡既能安神也能止汗,药后疗效明显。

病案2

刘某,女,49岁。

初诊(2011年9月13日):2个月来,由于工作环境阴暗,整日不见阳光,畏寒怕风,汗出较多,尤其是工作紧张时出冷汗多,睡眠不宁。脉弦,苔薄质淡。肾阳不振,卫外不固,拟温阳补卫、敛汗安神。

生黄芪30g	炒白术20g	防风9g	制附子14g^{先煎}
肉桂9g	干姜9g	狗脊12g	肉苁蓉12g
五味子9g	怀牛膝12g	桑寄生15g	木瓜9g
煅龙牡^各30g	陈皮9g	炙甘草9g	

7剂,水煎服。

二诊(2011年9月20日):药后畏寒怕风明显好转,出汗也少,睡眠尚宁。前方既效,毋庸更张。

生黄芪30g	炒白术20g	防风9g	制附子14g^{先煎}
肉桂9g	干姜9g	狗脊12g	肉苁蓉12g
五味子9g	山茱萸15g	煅龙牡^各30g	浮小麦30g
木瓜12g	桑寄生15g	怀牛膝15g	炙甘草9g

7剂,水煎服。

三诊(2011年9月27日):再以上方调整2周,怕冷汗出已愈。

[编者按]

《证治汇补》云"汗为心液,在内为血,在外为汗",又云"自汗者卫气不固,荣血渗泄"。一般认为气虚者自汗,阴虚者盗汗。本案病人素体阳虚,加上环境阴暗,整日不见阳光,畏寒怕风,汗出较多,故用益气温阳法治疗。方用玉屏风散益气,附子、干姜、肉桂温阳祛寒,狗脊、肉苁蓉补肾阳,怀牛膝、桑寄生补肝肾强筋骨,五味子、煅龙牡、木瓜止汗。药后畏寒怕风明显好转,自汗也明显减少,继用原方调治1个月而愈。

四十三、盗　汗

胡某，女，72岁。

初诊（2011年12月6日）：自诉背心热，易出汗，尤其夜汗较多，口干欲饮，大便正常，脉细弦，苔薄质红。证属阴虚火旺，拟知柏地黄汤加味。

知母9g	黄柏9g	生地黄20g	山药20g
山茱萸15g	云苓12g	丹皮10g	地骨皮10g
枳壳9g	白芍20g	生甘草6g	

3剂，水煎服。

二诊（2011年12月9日）：药后背心热已轻，出汗也少，口干欲饮，脉细弦，苔薄质正。原方去枳壳、白芍，加百合15g、乌梅15g。5剂，水煎服。

三诊（2011年12月13日）：背心热已愈，汗出也少，仍诉口干，有时痰中带血，大便正常，脉舌如前，阴虚火旺之症虽轻，但肺热伤阴、痰中见红不可忽视。继拟养阴清热，凉血止血法。

菊花9g	决明子12g	丹皮9g	生地黄20g
玄参15g	麦冬15g	葛根15g	仙鹤草15g
赤芍20g	知母9g	神曲9g	生甘草6g

7剂，水煎服。

[编者按]

盗汗属阴虚无疑。上海顾丕荣在《疑难病诊治探幽》

一书中自拟金屏风散治阴虚盗汗。药用桑叶、五味子止汗,生地黄以守内,山药滋补脾阴,临床用之,确实有效。本案是阴虚内热致背心热而盗汗,用知柏地黄汤加味,也收到显著效果,后因痰中见红,用养阴清热、凉血止血法而收功。

四十四、衄 血

杨某,男,33 岁。

初诊(2015 年 7 月 7 日):患者牙龈渗血、鼻衄已 1 个月,断断续续发作,渗血量时多时少,口干欲饮,大便偏干,心烦,苔少舌质红,脉弦。

中医诊断:衄血(肺胃火旺,迫血妄行)。

治法:清肺胃之火,凉血止血。

方药:

侧柏叶 9g	黄芩 9g	枇杷叶 9g	生地黄 20g
赤芍 20g	丹皮 9g	女贞子 12g	旱莲草 10g
仙鹤草 15g	陈皮 9g	肉桂 6g	云苓 12g

7 剂,水煎服。

二诊(2015 年 7 月 14 日):牙龈渗血、鼻衄明显好转,但时有复发,口干,有时泛酸,大便正常,心烦已轻,脉弦,苔薄质正,肺胃之火渐平。治守上方继服。

炒山栀 9g	豆豉 9g	侧柏叶 9g	枇杷叶 9g
赤芍 20g	丹皮 9g	黄芩 9g	仙鹤草 20g
旱莲草 12g	制大黄 3g	肉桂 3g	生甘草 6g

7 剂,水煎服。

三诊(2015 年 7 月 21 日):牙龈渗血、鼻衄虽减未愈,仍时时发作,且牙龈肿胀未愈,口干,失眠,时有胃痛,大便正常,舌脉如前。肺胃之火未息,仍有卷土重来之势,不可轻视。

黄连 5g	黄芩 9g	炒山栀 9g	侧柏叶 12g
生地黄 20g	桑白皮 12g	丹皮 9g	仙鹤草 20g
白及粉 6g^{包煎}	藕节 12g	血余炭 6g	陈皮 9g
生甘草 6g			

7 剂,水煎服。

四诊(2015 年 7 月 28 日):牙龈渗血、鼻衄渐愈,牙龈肿胀也敛。前方有效,治守前方。7 剂,水煎服。

[编者按]

衄血是指鼻、齿龈、耳、舌以及皮肤等不因外伤而出血的病症。由于出血的部位不同,所以有鼻衄、齿衄、舌衄、肌衄等名称。衄血病因,因鼻为肺窍,龈属胃络,肺胃热盛,迫血妄行,或肝肾阴虚,虚火上炎,损伤脉络,血上逆于清道,而成衄血。

本案牙龈渗血,鼻孔流血,断断续续已有一月,渗血量时多时少,口干欲饮,大便偏干,心烦,苔少质红,脉弦。辨证属肺胃火旺,迫血妄行。治疗用清肺胃之火、凉血止血法。方用侧柏叶、黄芩、枇杷叶清肺热,生地黄、女贞子、赤芍、丹皮养阴凉血,旱莲草、仙鹤草凉血止血。尤其是仙鹤草,既能收敛止血又有解毒消肿作用,既能清热又有补益作用,故又名脱力草,是一味很好的止血、止痢、止咳药。方中肉桂起引火下行作用。药后牙龈渗血、鼻衄已见好转,复诊时在原方基础上去生地黄、女贞子,加栀子豉汤以清胸中烦热,肉桂减量,并加大黄 3g,可以泻胃肠道之火。药后虽见效,但衄血未止,为防止肺胃之火卷土重来，三诊时又加重清热解毒之剂，用芩连山栀清热，生地黄、桑白皮、丹皮养阴凉血，侧柏叶、仙鹤草、白及、藕节、血余炭收敛止血。再服 7 剂后，鼻衄齿衄之症渐愈。

四十五、痹　　证

杜某,女,52岁。

初诊(2015年3月19日):患者两上肢发凉,肩关节疼痛,颈后筋痛,受冷后加重,下肢微肿,白带多、质黏,口不干,大便不成形,一日1~2次,苔薄白,舌质暗红,脉细缓。

中医诊断:痹证(寒邪侵袭),带下(寒湿下注)。

治法:温补脾肾,散寒止带。

方药:金匮肾气丸加味。

熟地黄40g	山药30g	山茱萸15g	制附子9g^先煎
干姜9g	肉桂6g	羌活12g	葛根20g
芡实15g	白果10g	云苓12g	炙甘草6g

7剂,水煎服。

二诊(2015年3月27日):药后全身舒适,上肢冷感已轻,肩关节痛已减,白带明显减少,口不干,大便仍不成形,一日1~2次,苔少质正,脉细缓。前方既效,治守原方。

制附子9g^先煎	肉桂6g	桂枝6g	熟地黄40g
山药30g	山茱萸15g	炮姜9g	益智仁9g
羌活12g	防风12g	诃子肉12g	云苓12g
砂仁6g	炙甘草6g		

7剂,水煎服。

三诊（2015年4月9日）：服药后臂冷已轻，带下也少，口不干，大便成形，日1次，舌脉如前。治守上方。

上方去诃子肉，加芡实20g。7剂，水煎服。

[编者按]

患者因两肩关节疼痛，上肢发凉，兼有后颈部疼痛，受凉后加重就诊。并有下肢微肿，白带多，大便不成形，一天1~2次，苔薄白，质暗红，脉细缓。中医辨证：一是痹证，由寒邪侵袭所致；二是带下，因寒湿下注所致。治疗用温补脾肾，散寒止带法。方选温补肾阳为主的金匮肾气丸加味。中医认为肾阳即命门之火，肾阳可以温煦五脏之阳，肾阴可以滋润五脏之阴。肾阳不足会出现许多寒冷性疾病，如怕冷畏寒、关节疼痛、水肿脘胀、大便稀溏、小便不利或小便反多等。病人既有上肢关节冷痛，颈部关节疼痛，又有带下及大便稀薄等症，故用金匮肾气丸，从根本上进行治疗。药用附子、干姜、肉桂温阳散寒，羌活、葛根祛风舒筋，熟地黄、山药、山茱萸滋补肾阴，芡实健脾止泻，白果收涩止带。药后收到满意疗效，不但上肢冷感减轻，肩关节痛也减轻，白带明显减少，全身舒服。复诊时由于便稀改善不明显，方中去干姜改炮姜，去芡实、白果改用诃子肉、益智仁，这样加强温肾固涩作用。三诊时症状好转，在原方基础上略作增损，诸症均已改善。

四十六、虚人外感

杨某,女,71岁。

初诊(2015年3月4日):有脑梗病史,长期疲惫无力。几天前外出感冒,咳嗽痰多,夜寐不宁,眼睛干涩,纳少脘胀,口不干,苔薄白质正,脉濡缓。

中医诊断:虚人外感(正气不足,外邪留恋)。

治法:扶正祛邪。

方药:参苏饮加减。

炙黄芪15g	太子参15g	白术15g	前胡9g
杏仁10g	桔梗9g	白蒺藜9g	法半夏9g
陈皮9g	云苓12g	紫苏子12g	合欢皮15g
夜交藤15g	当归14g	炙甘草6g	

7剂,水煎服。

二诊(2015年3月11日):药后咳嗽已止,乏力较前好转,现仍夜寐欠宁,眼睛干涩,舌质暗红,苔薄黄根部微腻,正气恢复,外邪已去,略显阴虚热盛之象。

太子参15g	玄参15g	丹参20g	麦冬12g
炒枣仁15g	远志6g	女贞子12g	旱莲草10g
决明子15g	煅龙牡^各30g	云苓12g	生甘草6g

7剂,水煎服。

三诊(2015年3月18日):药后眼睛干涩轻微,夜寐好转,余无不适。治守原方以巩固疗效。

[编者按]

病人古稀之年,有脑梗病史,长期疲惫乏力。几天前外出感冒,咳嗽痰多,苔薄白质正,脉濡缓,辨属虚人外感。此为正气不足,外邪留恋,治用扶正祛邪法。方以参苏饮加减。方用黄芪、太子参、白术益气健脾,前胡、杏仁、桔梗、白蒺藜宣肺止咳,陈皮、半夏、云苓、甘草理湿化痰,合欢皮、夜交藤养心安神。值得一提的是方中没有用紫苏叶,而是用紫苏子。紫苏叶可以祛寒解表,紫苏子可以祛痰止咳。对于外感咳嗽病人,用紫苏子似乎更合适。当归也有活血、止咳作用。药后咳嗽已止,乏力现象也有减轻,但觉眼睛干涩,睡眠欠宁,舌质暗红,苔薄黄根部微腻,辨为正气恢复,外邪已去,略显阴虚热盛之象。复诊时用益气养阴、宁心安神,佐以清肝明目之剂,收到理想效果。此案表明,对于虚人外感不能一味祛邪,扶助正气很有必要。参苏饮既有人参(可加黄芪、白术)益气,又有葛根、前胡、紫苏叶解表,是一张扶正解表的方剂。

四十七、脂　肪　瘤

吴某,男,27岁。

初诊(1998年10月15日):患者无明显诱因出现上腹部皮下结节,后发展到胸部、后背及四肢等处。全身有十几枚,皮肤正常,小的如蚕豆,大的如鸟蛋,按之柔软,推之可移,不痛不痒,症已一年余。曾在某医院诊为脂肪瘤,治疗无效。近3个月来出现泄泻,自服某抗生素,症状好转,停药后又复发。目前大便稀薄,一日2~3次,腹痛不明显,但有腹胀,疲乏无力,纳谷减少,苔薄白,质淡红,脉沉细。证由脾虚湿盛所致,先拟参苓白术散加减。

党参15g	白术15g	云苓12g	山药15g
扁豆15g	陈皮9g	炒薏仁30g	柴胡6g
白芍10g	炙甘草6g		

7剂,水煎服。

二诊(1998年10月25日):大便已调,泄泻已止,纳谷增加,全身大小不等皮下结节如前,苔薄白质红,脉沉细。中医认为脾为生痰之源,脾虚痰湿阻于肌肤之间,久则结为肉瘤。治拟健脾益气、活血化瘀、软坚散结方。

太子参15g	白术15g	云苓12g	丹参15g
赤芍15g	陈皮10g	新疆贝母10g	白芥子9g
生牡蛎40g	海藻12g	昆布10g	生甘草6g

上方连续服用25剂后,全身多发性皮下结节明显缩

小,舌淡苔薄白,脉细弦。原方加当归 10g、猫爪草 12g,服至 60 剂后,全身皮下结节基本消失,仅有数枚粟粒样小颗粒存在,嘱继续服药以收全功。

[编者按]

一个患有全身脂肪瘤的病人,因为慢性泄泻前来就诊,乐老辨证属于脾虚湿盛用参苓白术散治疗,服药 7 剂即愈。后治其脂肪瘤,脂肪瘤,中医属瘿瘤中的瘤病。瘤病,古代有气瘤、肉瘤、筋瘤、血瘤、骨瘤等名称。而中医的肉瘤,据《实用中医外科学》(顾伯华主编)认为:本病是发生在皮肤间的肿核,为一种良性肿瘤。必须指出,它不是现代医学所称的肉瘤,而是相当于脂肪瘤之类。关于它的病因病机,《外科正宗》指出,"脾主肌肉,郁结伤脾,肌肉消薄,土气不行,逆于肉里而为肿,曰肉瘤"。本病的成因是由于肝旺脾弱,失于健运,痰湿内生,以致气血凝滞,积久成形,发为肉瘤。因此乐老用健脾益气、活血化瘀、软坚散结法治疗。方中太子参、白术、云苓益气健脾,丹参、赤芍活血,陈皮化痰,新疆贝母化痰散结,海藻与甘草属于十八反之列。但许多名医已指出二药可以同用,不但没有任何副作用,而且化瘀软坚作用更强。后来又加用猫爪草、当归等药,均为加强化瘀、散结、解毒、消肿作用。病人服至两个月,一年多的脂肪瘤竟然基本消失。

四十八、斑　秃

陈某,女,30岁。

初诊(2006年1月10日):产后一年余,头发中出现白发,同时有两处斑秃如铜钱大,口干,腰酸腿困,脉细尺部无力,苔薄质红。此属产后血虚,加上肝肾不足,毛发失养。治宜滋补肝肾,养血生发。

生地黄 20g	当归 12g	白芍 12g	何首乌 15g
女贞子 12g	旱莲草 10g	天麻 9g	羌活 9g
木瓜 9g	白蒺藜 15g	丹参 20g	生甘草 6g

7剂,水煎服。

二诊(2006年1月21日):白发依旧,斑秃处已有新发生长,口干,仍有腰酸腿困。肝肾阴虚,华发失养,治守前法。

天麻 6g	羌活 9g	木瓜 9g	生地黄 20g
女贞子 12g	旱莲草 10g	菟丝子 12g	丹参 20g
何首乌 12g	火麻仁 12g	茺蔚子 12g	生牡蛎 30g

7剂,水煎服。

三诊(2006年3月24日):上方连续服用21剂,斑秃已愈,白发见好转。嘱继续服上方以巩固疗效。

[编者按]

斑秃,中医称之为"油风",表现为毛发成片脱落,头皮色白而光亮。《诸病源候论》说"人有风邪在于头,有偏虚处，则发秃落"，此病西医学诊断为"脂溢性脱发"，乃营养生发之膏脂，因受风热及血热之蒸熬，堵塞毛窍，以致生发之源闭绝所致。引起脱发的原因：一方面是心血不足或肾阴亏虚；另一方面是血分郁热及受风湿之邪侵袭所致，故治疗宜辨证施治。乐师治疗此病，首诊用生地黄、当归、白芍养血，女贞子、旱莲草、何首乌滋养肝肾之阴，丹参活血凉血，另用羌活、白蒺藜、天麻平肝祛风，木瓜舒筋活络、化湿和胃。已故北京名医赵炳南曾说：天麻加补血及补肝肾药有促进生发作用，乐师用此方加减施治 1 个月很有成效。

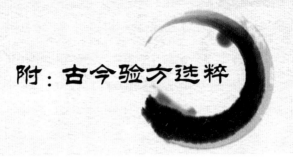

附：古今验方选粹

提要：古今验方甚多，为医者大多十分重视，乐老也不例外。他在学习、临床时，收集了很多验方。这里扼要列举了二十多个古今名医验方，多为常见病、多发病所需要。多数经过临床实践，确有效验。为了更好地治病救人，现介绍于此，愿广大同仁学习验证。

一、三草降压汤（刘渡舟）

组成：益母草 30g、夏枯草 15g、龙胆草 10g、白芍 20g、炙甘草 10g。

功能：清肝泻火，滋阴养肝，活血利水。

主治：高血压、头痛、眩晕等。

用法：水煎内服。

二、升压汤（验方）

组成：制附子 9g、黄精 30g、炙甘草 30g。

功能：温阳、升血压。

主治：低血压。

用法：水煎内服。

三、生白三部曲（胡建华）

第一部：党参15~30g、黄芪15~30g、石韦20~30g，煎汤服用，若效不明显则用下方。

第二部：上方加淫羊藿9g、巴戟天15g，煎汤服用，若效仍不明显，再用下方。

第三部：上方再加冬虫夏草3g研末吞服，一日2次。

主治：白细胞减少症。

四、金屏风散（顾丕荣）

组成：桑叶12g、五味子9g、生地黄20g、山药15g。

功用：养脾阴，止盗汗。

主治：盗汗。

用法：水煎内服。

方解：此方是由玉屏风散发展而来。玉屏风散用黄芪以固表，金屏风散用生地黄以守内；玉屏风散用白术温运脾阳，金屏风散取山药滋补脾阴；玉屏风散用防风助黄芪以固卫，金屏风散用桑叶佐生地黄以守营，且前人谓桑叶与五味子为止汗圣药，故临床用之甚效。

五、平逆汤（李学铭）

组成：白芍30g、延胡索30g、姜半夏10g、生姜2片。

功用：降逆止呕。

主治：顽固性呕逆及呕吐。

用法：水煎内服。

六、三合汤、四合汤（焦树德）

组成：

三合汤：丹参 30g、檀香 6g、砂仁 3g、香附 9g、高良姜 9g、百合 30g、乌药 9g。

四合汤：上方加蒲黄 10g、五灵脂 9g。

功用：

三合汤：温中散寒，理气止痛。

四合汤：温中散寒，祛瘀止痛。

主治：胃脘痛，虚实寒热夹杂而以寒邪为主之胃痛用三合汤，兼有瘀阻者用四合汤。

七、挹神汤（焦树德）

组成：石决明 20~24g、生牡蛎 20~30g、白蒺藜 9~15g、生地黄 9~15g、白芍 9~15g、酸枣仁 9~18g、远志 6~9g、合欢花 6~12g、夜交藤 9~15g、黄芩 6~9g、香附 3~6g。

功用：养阴柔肝，镇肝潜阳，解郁安神，交通心肾。

主治：阴虚火旺型神经衰弱及失眠症。

八、散偏汤（清代陈士铎）

组成：川芎 30g、白芍 15g、柴胡 3g、郁李仁 3g、甘草 3g、香附 6g、白芥子 9g、白芷 1.5g。

主治：偏头痛。

九、救破汤（清代陈士铎）

组成：川芎 30g、细辛 3g、白芷 3g。

主治：饮酒后受风所致头痛。

十、复方止痉散（朱良春）

组成：蜈蚣、全蝎、僵蚕、地龙各等份，研细末，每日2次，每次2~4g。

功用：息风止痉。

主治：癫痫及高热抽搐症。

十一、镇痛方（朱良春）

组成：全蝎15g、蜈蚣10条、钩藤30g、金钱白花蛇20g、六轴子（闹羊花之种子）4.5g。

服法：上药共为细末，分作10包，每服1包。第一天服2次，以后每晚服1包，服完10包为一疗程。

功用：搜风逐邪，散瘀，涤痰，镇痛。

主治：类风湿关节炎，增生性脊柱炎及癌症后期疼痛者。

十二、牙痛（蒋健）

组成：艾叶10g、花椒15g、细辛15g、浮小麦30g。

用法：上药水煎后用此药液频频漱口。一日多次，3剂为一疗程。

十三、脱敏煎（祝谌予）

组成：银柴胡10~15g、乌梅10~15g、五味子10~15g、防风6~10g。

主治：过敏性哮喘、荨麻疹、过敏性皮炎、过敏性紫癜等。

十四、皮肤解毒汤(褟国维)

组成:紫苏叶 15g、防风 15g、紫草 15g、徐长卿 15g、土茯苓 15g、莪术 15g、乌梅 15g、赤芍 15g。

功用:清热解毒,凉血祛风。

主治:银屑病、顽固性湿疹等皮肤病。

按:此方能解风、湿、热、血诸毒及鱼蟹之毒,应用时仍须根据症状加减使用。

十五、皮肤瘙痒症(蒋健)

组成:蛇床子 90g、百部 30g 浸入 75% 酒精 500ml,7 日后备用。

用法:外用(用棉球擦患处),一日 3 次。

十六、脐疮(蒋健)

组成:五倍子 10g、明矾 10g。

用法:外用,二种药粉混合后敷脐部。本方对肚脐流水、流脓均有效。

十七、黄褐斑治方(唐汉钧)

组成:柴胡 9g、黄芩 9g、当归 15g、白芍 12g、生地黄 24g、女贞子 15g、枸杞子 12g、白术 15g、云苓 15g、白芷 6g、菊花 12g、旱莲草 30g、生甘草 6g、丹皮 9g。

功效:疏肝、活血、健脾、补肾。

主治:面部黄褐斑。

用法:水煎内服。

十八、秘红丹（近代张锡纯）

组成：大黄 3g、肉桂 3g、生代赭石 18g。

服法：上药三味，将大黄、肉桂研末和匀，用代赭石煎汤送服，或者用大黄 4.5g、肉桂 4.5g、生代赭石末 18g 和匀，分 3 次，用白开水送服。

主治：因生气致吐血、衄血等症。

十九、小儿夜啼方（邓铁涛）

内服方：蝉蜕 10~15g、大枣 1 枚，水煎服。

外用方：琥珀末 10g 用纱布包裹，临睡前敷于小儿肚脐上，外用胶布固定，次日早晨取下，一般 2~3 次取效。上述内服方与外用方可分别使用，也可合并应用。

二十、小儿磨牙方（蒋健）

组成：白芍 15g、沙参 15g、石斛 15g、生地黄 15g、茯神 15g、蝉蜕 5g、紫苏叶 3g。

功用：养阴柔肝。

主治：小儿睡后磨牙。

用法：水煎内服。

二十一、百日咳方（验方）

组成：秦皮 30g、天竺黄 15g、紫苑 15g、款冬花 15g、百部 15g、生甘草 15g。

主治：小儿百日咳。

用法：水煎内服。

二十二、脱肛方（《三因方》）

组成：夏枯草 30g、明矾 5g、五倍子 12g。

用法：煎汤熏洗。

主治：脱肛。

二十三、阴道炎外洗方（蒋健）

组成：苦参 30g、黄柏 30g、地肤子 30g、蛇床子 30g、五倍子 15g、土茯苓 30g、紫花地丁 30g、半枝莲 30g、花椒 15g。

功用：清热解毒，利湿止痒。

用法：煎汤外洗。

主治：老年性阴道炎。

二十四、鹅掌风（手脚癣）（顾伯华）

组成：苦参 10g、川椒 10g、蛇床子 30g、大风子肉 10g、土槿皮 30g、百部 15g。

用法：水、醋各半，将上药浸泡 24 小时，煮开 3 分钟，待温热时先熏后泡患手或患脚，每次 20 分钟，连用 3 次，每日 1 次。

主治：手足癣。手癣俗称鹅掌风。